贵州省科普丛书
贵州省科协科普作品专项经费资助

图解生活保健十六式

TUJIE SHENGHUO
BAOJIAN SHILIUSHI

戴允明◎编著

故老君曰：天地之间，其犹橐籥乎？虚而不屈，动而愈出。言人导引摇动而人之精神益盛也。导引于外，而病愈于内，亦如针艾攻其荣俞之源，而众

贵州科技出版社

图书在版编目(CIP)数据

图解生活保健十六式 / 戴允明编著. -- 贵阳 : 贵州科技出版社, 2016.9 (2025.1重印)

ISBN 978-7-5532-0511-3

Ⅰ. ①图… Ⅱ. ①戴… Ⅲ. ①保健-图解 Ⅳ. ①R161-64

中国版本图书馆 CIP 数据核字(2016)第 217741 号

出版发行	贵州科技出版社
地　　址	贵阳市中天会展城会展东路 A 座(邮政编码:550081)
网　　址	http://www.gzstph.com　http://www.gzkj.com.cn
出 版 人	熊兴平
经　　销	全国各地新华书店
印　　刷	北京兰星球彩色印刷有限公司
版　　次	2016 年 9 月第 1 版
印　　次	2025 年 1 月第 2 次
字　　数	90 千字
印　　张	6.5
开　　本	710 mm×1000 mm　1/16
书　　号	ISBN 978-7-5532-0511-3
定　　价	39.00元

天猫旗舰店:http://gzkjcbs.tmall.com

贵州省科普丛书
工作委员会

出版者话

任谁见到“健康”“长寿”或是“长寿百岁秘诀”总会为之心动。可真花钱、花心思、认真研读、踏实施行者，却寥寥无几。“其故有三：一则倚恃壮盛，疾苦未形，虽劝导之，而亦不肯行。一则经营职业，竭蹶不遑，虽欣慕之，而又不遐行。一则体气衰惫，举动维艰，虽追悔之，而卒不及行。”（清代《寿世传真》）许多人花上万元，甚或赔上终身积蓄，倾家荡产，跑遍北京、上海，更有甚者跑到美国大医院，寻大大夫、做大手术，而把几千年来的古训“法于阴阳，和于术数，饮食有节，起居有常，不妄作劳”（《黄帝内经》），以及世界卫生组织提出的“合理饮食”“有氧运动”“良好心情”置于脑后。

在全世界老龄化日趋严重的今天，在“养生”经历了一个铺天盖地、狂潮汹涌的热潮之后，人们已被形形色色的养生骗子害苦了，被灌输了许多错误的养生观念，在这种情形下，作者总结了祖国医学几千年的养生精华，去粗取精，去伪存真，与现代的医学理论、实践相结合，从连楹充栋的古籍中，提炼出至简、至易、至廉、至静的《图解生活保健十六式》。正如唐代李真人所言："无分于在官不妨政事，在俗不妨家务，在士商不妨本业。"养生，永不过时，关键是否有效，有深度，要经得起实践、时间的检验，给每个人带来实实在在的健康。《抱朴子》说："世之谓一言之善，贵于千金然"，"至于告人以长生之诀……奚徒千金而已乎"。确实，如果能告诉他人健康、延年益寿的妙诀，那岂止是千金啊！

自　序

翻开几千年来的中华文明史、医学史，“养生”一直伴随着人类的发展。“养生”“保健”言简意赅，道出真谛，生命需要养，需要调养、颐养、遵养；健康需要保护，生命需要保卫。从还没有文字记载的时代，到甲骨文时代，直到近现代，历代保留下来的养生著作，以及大量没有著书而流传于民间的养生经验取之不尽、用之不竭。所谓到人民中去，到群众中去，真正的高手在民间，那里真正是“注而不满，舀而不竭”。专家的作用之一，就在于挖掘历史的精华，放到实践中去检验；从民间高手中汲取实践的营养，再上升于理论。

我8岁丧父，自幼贫病交加，是从“死亡”手里逃出来的人儿。少年时代的病痛折磨使我立志学医。1963年终得“鲤鱼跃龙门”，从小山沟里考取第四军医大学，却因肺结核被转到地方院校——中国医科大学。毕业后留校，既是一名医生，又是一名教师。1969年在医务人员上山下乡潮流中，随着中国医科大学组织的，有针灸名家、中医药大师等在内的10人小分队，下到最偏远贫困的山区。为响应毛泽东主席“要把医疗卫生工作的重点放到农村去”的“六·二六”指示精神,1973 年又随着中国医科大学附属盛京医院搬迁至当时最偏远、最贫苦的山村行医。由于缺医少药,条件艰苦,我从一个专科医生被磨炼成了一个十八般武艺都精通的全科医生。1983 年随着医院回迁,我又当起了“大医院”的大夫,至 1990 年被破格晋升医疗、教学双高级技术职称,挂牌出专家门诊。1994 年我来到美国,有幸在加州大学尔湾分校(University of California, Irvine;简称 UCI)图书馆,详尽地钻研了古今中外大量医学书籍。夜里常常独自一人在地下室面对 40 多具尸体,对照《现代中英文解剖学》和《黄帝内经》等书籍,边找穴位边解剖尸体。也是在此时,我有幸修完了由北京、天津、上海、广州、成都名牌中医大学教师讲授的 32 门中医课程,于次年考取美国中医针灸执照,行医至今。

涉医半个世纪,我是从诊桌旁围满的病人中磨炼过来的,是从尸体解剖堆里爬出来的,更是从东方中国、西方美国两大地域,西医、中医两大体系中趟过来的。在临床和理论两大领域的缝隙中,在中西医边缘的科学中,在古代医学与现代医学的对比中,我经受了坎坷磨炼。这些特定的人生经历,加上勇于实践,勤于思考,使我领会了一点点对于养生的敏感力、判断力,多年的积淀往往撞击出灿烂的火花。我总结有以下三点。

一、预防胜治疗,养生是最好的预防。正如《素问》所言:“圣人不治已病治未病,不治已乱治未乱,此之谓也。夫病已成而后治之,譬犹渴而穿井,斗耳铸锥,不亦晚乎”,“上医治国,中医治人,下医治病”。回想一生在治疗抢救病人的无数实例中,很多人由于不懂养生而丢了性命,截了肢,变成瞎子、聋子、哑巴、瘸子的惨痛例子不胜枚举。唐代养生名家葛洪在《抱朴子》中说:“设使有困病垂死,而能救之得愈者,莫不谓之为宏恩重施矣。则天下皆可令不死,其慧非但活一人之功也。固无量矣!”

确实,如果能将病人从垂死挣扎中挽救回来,天下人都会认为那是巨大的恩德。而能让天下人健康、长寿,那就不只是救活一个人的功德,而是功德无量啊!俄国人发明的人工晶体置换术不知挽救了多少双失明的眼睛,可谓贡献巨大,而我国医学界早在1000多年前就已施行"金针拨内障"(即金针拨障疗法)治疗因白内障而失明的患者了。这在世界眼科史上不能不说是先进的。那么,在疾病发生以前,就使用老祖宗的眼部养生方法来有效地预防白内障的发生,避免了开刀这种劳师费力的治疗,岂非功德无量吗!

全世界知名的男高音帕瓦罗蒂(Luciano Pavarotti)、美国苹果公司联合创始人乔布斯都死于胰腺癌。这种癌,它的5年死亡率高于95%,诊断出的病人有90%无法切除肿瘤,接受手术切除者5年存活率不足3%。这几项统计学数字已十分惊人。据说10年以内,肺癌、肝癌、胃癌、乳腺癌、结肠癌,将"光顾"每一个家庭,真担心,我们这么努力,最后所挣的钱,都是医药费。不仅如此,相当可怕的帕金森病,60岁以上人群的患病率为1/1000,70岁以上为(3~5)/1000;老年期痴呆(阿尔茨海默病)2006年全球患病总人数已有2600万。看看这些惊人的数字,再温习几千年的祖国医学养生之法,是如何简单,一分钱没花,就可逃过种种残忍手术之劫,轻易走出整天陷在痛苦的疾病泥沼。天下之大,沉疴抱痛者众。故几千年来,名医晚年都论著养生,如唐代孙思邈等。而荀子曰:"养备而动时,则天不能病……"养生从幼年开始,天都不能使其病!极其深刻地指出养生宜早,并持之以恒的重要性。

二、养生方法和理论浩如烟海,关键在于至简、至易、至廉、至静。健身功法要人人可学,一学就会,一用就灵,不受种族、性别、时间、地点、身份、条件的限制,才是好养生。

①至简　相对复杂而言,如果一种健身功法做完一套,需一个小时,有一百多套路,就太复杂了。人人望而生畏,又如何持之以恒呢?

②至易 是指易学、易记、易操作的健身功法，在办公室、候车室，甚至在飞机上也可进行。

③至廉 就是花钱少，甚至不花钱。

④至静 就是无噪音污染，不扰民。如《黄庭经》所言："寸田尺宅可治生。"给我寸田（两眉间、泥丸、上丹田、山根之间）、尺宅（面部，包括《修龄要旨》"养生十六宜"的"八宜"）大的地方，即可养生，长寿。抑或在家里也不扰邻，甚至睡在一张床上的夫妻，也不会被干扰，如"眼常转""齿常叩""津常咽"等，非常便捷。

三、必须具有科学性。用现代科学理论揭示其原理、可行性，深入浅出地道出，才能令人信服。在浩如烟海、铺天盖地的养生信息中，有些不必细究，一眼就知道错得离谱。有些是几千年以前早已写在书上的理论，有的人却故意编造出一套谎言，说是在云游四海时，遇到某某道人、仙人，说得神乎其神。如"拍打"健身早摆在那几百年了，有人却硬编出《拍肘窝，治好了急性心肌梗死》的文章，凡懂一点医学的人，一眼就能看穿：心肌梗死是由于冠状动脉永久性狭窄和阻塞，而致心肌缺血性坏死。有的由于心肌坏死、心壁膨出，形成了假性心室壁瘤，甚至可心脏破裂，引起猝死。这种急性心肌梗死怎么会拍拍肘窝，就好了呢？更胡编乱造地说，被救护车送到医院，医生问："怎么好的？"答："拍肘窝。"医生说："拍对了！"，病人马上就被送回家了。如果天下的急性心肌梗死的病人都照此办法，每年将会有成千上万人死于非命。任何夸大和错误的拍打都是有害的，弄不好还会死人。像是电影《摇啊摇，摇到外婆桥》里女主角那样拍打足底，这样的拍打才是有益的。那带响的小锤有节奏的拍打，不仅安眠、健身，还能刺激卵巢，提升性功能。

养生即是对生命的调养和对健康的保护，要讲究其科学性。《礼记》就曾说过："医不三世，不服其药。"意思是不精通《黄帝内经》《神农本草经》《太素》这三项，不能算是医生，不能服其药。古代医家也说过："学徒三年以为天下无不治之病，行医三年方知天下无可用之方。”民间也有“医生越老越值钱”的说法。近年来，抗氧化剂防癌、抗衰老，被吹上了天。可没多久，又有权威杂志和专家说，抗氧化剂不治癌，反致癌。一种疗法、一种药方、一种养生经验不仅需要其流传时间的跨度和广度来验证其可信度，还需要用现代科学理论揭示其原理、可行性。

戴允明

2016 年于美国

目 录

MULU

第一式　眼宜常转

常以手中指按目近鼻两眦，目睛明也，闭气为之，气通乃止。週（周）而复始行之，週（周）视万里。

——张君房《云笈七签》

当我们长时间低头阅览时，眼的晶状体的形状会保持不变，与之连接的睫状小带和睫状肌为了保持晶状体的曲度而持续收缩，以维持一定的紧张度，长时间必造成疲劳，引起多种眼病。

1. 中医理论

我国最早的临床百科全书《备急千金要方》中就指出“读书博弈，过度患目”。而“转眼球”可以加速眼睛局部血液循环，有效缓解眼部疲劳，防止视力衰退，明目清神。

“转眼球”在明代周履靖的《夷门广牍》中就有记载：“每夜于暗处，运睛旋还八十一数，闭目集神，再运，不数夜，神光自现，永除昏暗。”简而言之，每日于幽暗之处，转眼球 81 次，然后闭眼，集中精神，再转眼球，如此坚持数夜后，视觉功能就可恢复，眼病可除。“其读书博弈等过度患目者，名曰肝劳”（《备急千金要方》），肝劳，即指因劳损伤肝引起的虚损之证。

中医认为,五官与五脏之间有着极为密切的联系(图1-1)。内、外眦血络属心,称“血轮”。黑眼珠属肝,为“风轮”;肝主筋,故筋之病,查黑眼珠。白眼珠属肺,为“气轮”。瞳仁属肾,为“水轮”,“瞳仁”扩大多属肾精耗竭,为濒死危象。这和西医病人临死前的瞳孔散大、对光反射消失是同样的。眼胞属脾,为“肉轮”。

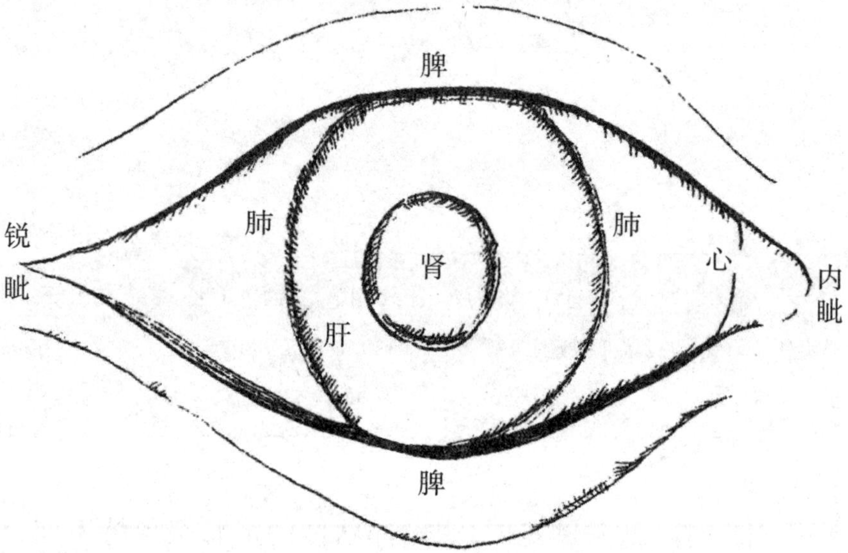

图1-1　目部五脏分属

《灵枢·大惑论》中更精辟地论述道:“五脏六腑之精气,皆上注于目,而为之精,精之窠为眼,骨之精为瞳子,筋之精为黑眼,血之精为络,其窠气之精为白眼,肌肉之精为约束,裹撷筋骨气血之精,而与脉并为系,上属于脑,后出于项中……”

另外,在我国流传最长、最广、最有实效的古代气功功法八段锦中,就有“五劳七伤往后瞧”之说。显然,“往”有“表示动作的方向”,“瞧”有“看”之意。

而且,在眼眶附近除传统体针腧穴外,还有33个经外奇穴。《真诰》曰:“……令目明耳聪……常以手按两眉后小穴(丝竹空)中三九过(二十七次)……两眉后小穴为三元六合之府。”经笔者长时间多方考证,真正的上元是心、肺、脑，为天元；中元是脾胃，为地元；下元是肝肾，为水元，这样更为合理。六合，乃上（天）下（地）东南西北。引申之意为两眉后小穴（丝竹空）万事万物无所不包，可见其重要。晋朝医学家葛洪（284—363年）就有整套按摩眼眶的功法，以明目清神。

2. 西医理论

人的泪腺不停地在制造眼泪，通过眨眼，眼泪在眼球表面会形成一层液体的薄膜，即泪膜，以保持眼表的湿润（图1－2）。科学研究显示，人在不同情况下眨眼的次数亦不同。正常为24次/分钟，而在长时间使用眼睛如玩电脑、玩手机时眨眼次数明显下降，可降至5～7次/分钟，甚至更少，从而导致眼球表面长时间润滑不足，产生干眼或眼睛变红发炎等症状。长期睡眠不足，也会造成泪腺休息不足，同时，眼的各种附属器还

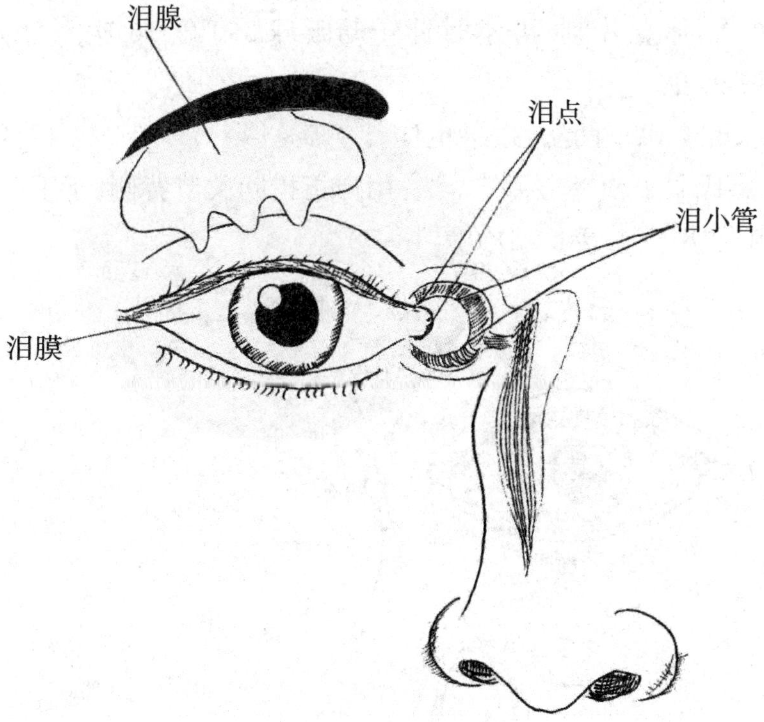

图1－2　泪腺、泪膜示意图

会过劳。其实，长时间的眼球固定、焦距固定所造成的危害远远大于干眼症。如晶状体的形状总是不变，易诱发白内障；虹膜角静脉回流不畅，导致青光眼等。

而常转眼球，可使睫状肌迟张，拉动睫状小带，牵引晶状体变形运动，即可有效预防白内障等多种眼病。我们的眼球之所以极其灵活，能传达复杂的情感，可暗送“秋波”，是由于眼球后方有 7 组肌肉操纵它。当我们转动眼球时，可促进泪腺分泌，洗刷眼球；促进房水循环，预防、矫正轻度斜视；增强睫状肌对晶体凸度的调节，预防白内障；改善眼底动脉网血液循环，预防、改善干眼症、飞蚊症、青光眼、眼底视网膜变性等多种眼病。

3. 操作方法

（1）转眼球：以在暗处和坐位更好，两眼微闭，顺时针缓慢转动眼球 360 度 36 次，休息片刻，再逆时针转动眼球 360 度 36 次。每天不拘时限，以不累为度。

同时，配上以下两法，效果更佳。

（2）戴氏眼眶横“8”字按摩法：用拇指指间关节背侧，于手心搓热，沿眼眶周围横“8”字按摩 36 次（图 1－3）。

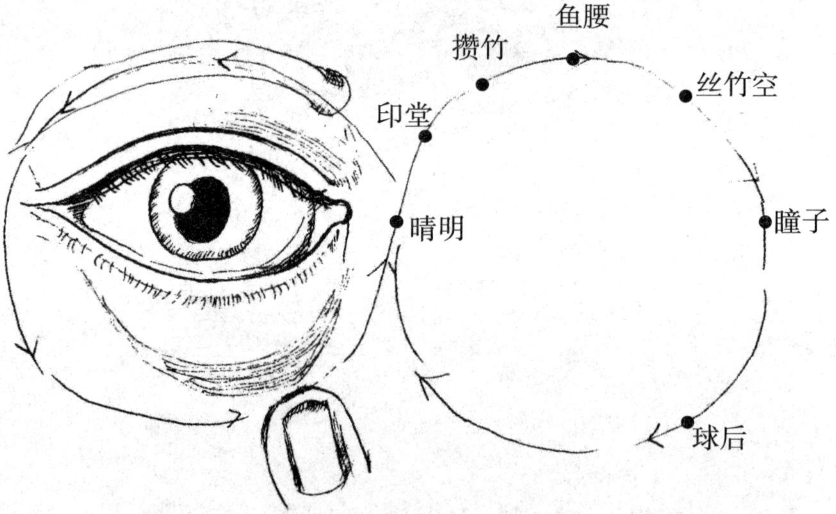

图 1－3　戴氏眼眶横“8”字按摩法示意图

此处需要注意的是，眼眶横“8”字按摩，重点按摩的是眼眶而非眼球。因为居于眼球壁内层的视网膜好像照相机的底片，附着于眼球后方壁上，它的前方是玻璃体。当人老以后，本来像胶冻一样的玻璃体很易“液化”，渐渐变成水样，这时如有视网膜破洞，就容易发生玻璃体“漏水”，引起视网膜剥离，这是引起失明的主要原因，即或手术，仍有3%～5%的失明率。而撞击、外伤、用力压揉眼球是视网膜剥离最常见的原因。

（3）往后瞧：眼睛疲劳时，头转向后方至极，眼随即望远处，看清远近景物后，再换另一侧。环境不限，如能在柔和的阳光下、空气新鲜的旷野更好。

第二式　耳宜常拔

左右鸣天鼓，二十四度闻。

——冷谦《修龄要旨》

明代著名养生家冷谦，以善音律任太常协律郎，精于养生之道，著有《修龄要旨》一书。冷谦重视气候与健康长寿的关系，对导引（即按照一定规律和方法进行肢体运动及呼吸吐纳，达到防病保健的目的）很有研究，长于用按摩结合导引的方法防病治病。《修龄要旨》中最早提到鸣天鼓。

实践证明，揉耳、耳周环擦、拔耳、鸣天鼓对预防或治疗因衰老引起的轻度耳鸣、耳聋确有其效，通过经穴调节作用对全身健康有宜。

1. 中医理论

耳为肾窍，12 经脉上行于耳，察耳乃知全身，即观察耳部的长、短，红、白，薄、厚，软、硬，靠、张，可间接了解人体营养、健康的一般状态。如耳薄干枯，是先天肾阴不足；耳窍色暗、干枯，甚至焦黑无光，已属肾气将绝之危候；耳苍白常示贫血；等等。耳郭有传统穴位 93 个，其形恰似子宫内的倒立胎儿，全身各部位均在耳部有对应穴位（图 2－1），故有治耳可治全身之说。

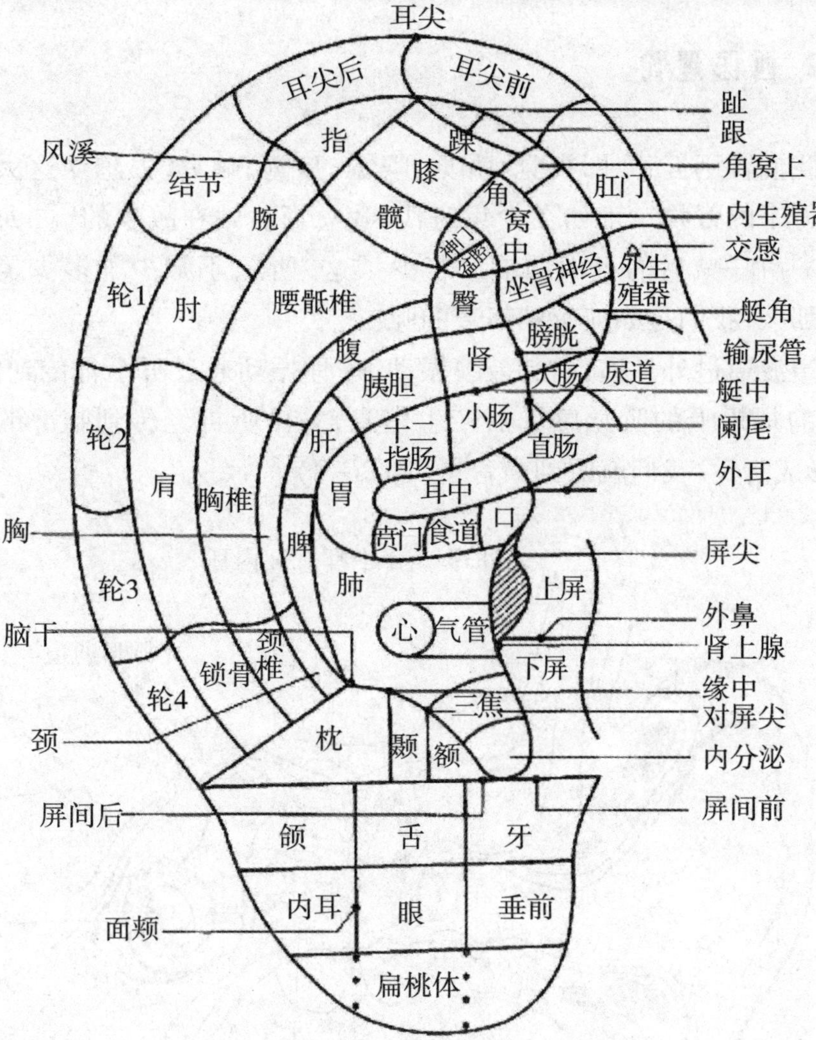

图 2－1　全身各部位在耳部的对应穴位（正面）

（引自《耳穴名称与对应》GB/T 13734—2008）

耳门前的“三小胆”即三焦经、小肠经、胆经，都是治疗耳鸣、耳聋、眩晕、聤耳、聋哑、耳内肿痛、齿痛、面肿、面瘫的要穴。三焦经起于丝竹空，绕耳一周；胆经起于外眼角的瞳子髎，在三焦经外，几乎绕耳三周。其穴有耳门、听宫（又称“多所闻”）、听会，此三穴都在耳屏前凹槽内，轻触可摸到耳前动脉（西医称之为颞浅动脉）应手。

2. 西医理论

我们皆用五感，即视觉、听觉、嗅觉、味觉、触觉，去感受这大千世界姿态万千的万物。正如在少年时代，我总喜欢站在故乡的“二龙山”上，听那一声呼喊后的万山回响。若少了这“听”，不知少了多少美好的体验。那么，我们是如何听到声音的呢？

声波通过外耳道，引起鼓膜振动，这种振动通过听小骨传到内耳，内耳中的耳蜗上的听觉感受器产生信息，并由听神经传到脑部的听觉中枢，形成听觉，我们就听到声音了（图 2－2）。

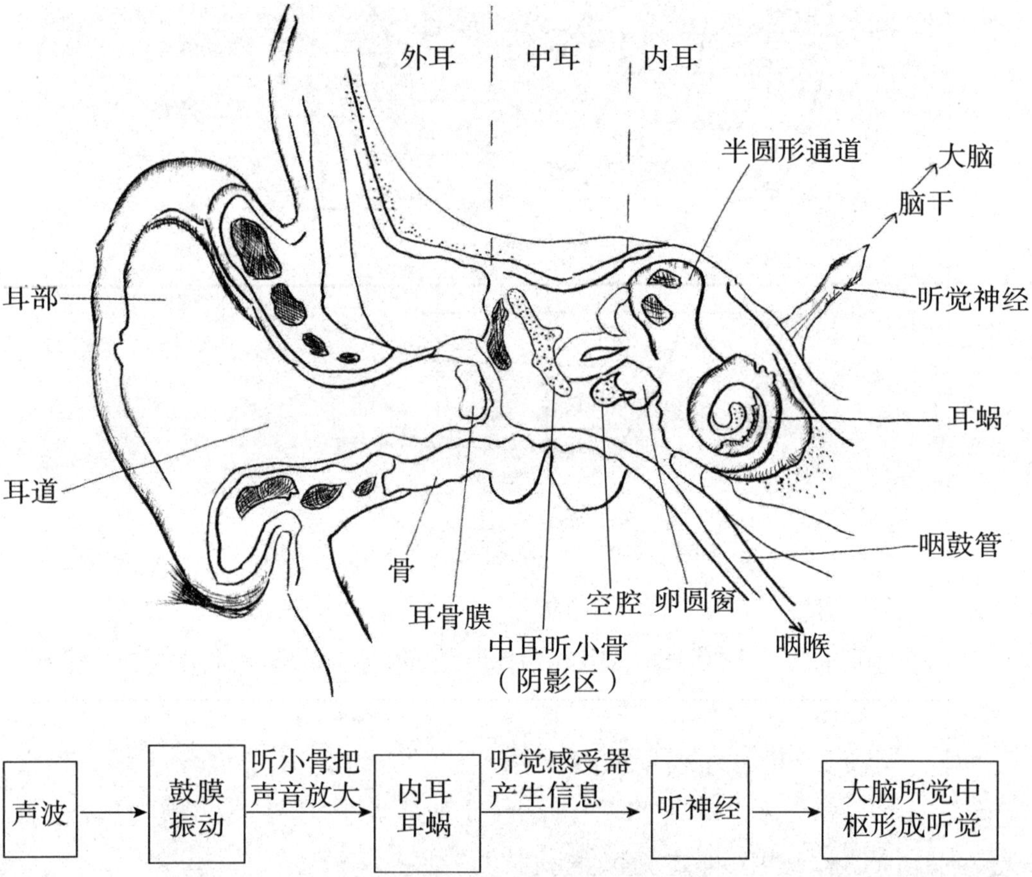

图 2－2　听觉形成过程示意图

然而,随着年龄的增长,耳鸣、耳聋等老年病都会上身。当然,不良生活习惯,如长时间使用耳机等,都可能引起耳鸣,造成听力损伤,甚至耳聋。

我也于古稀之年,在极度劳累之后有过两次耳鸣的经历,心想坏了,我也患上了耳鸣、耳聋的顽疾,赶紧按摩"三小胆"和耳前的三穴(耳门、听宫、听会),还真灵验。仅不足十下,耳鸣消失。

每当遇到耳闭(即以耳内胀闷堵塞感,耳鸣、耳聋,鼓膜内陷、混浊为主要表现的疾病)、梅尼埃病(曾称美尼尔病)的患者,除了针灸,我总是拿出这个压箱底的法宝——拔耳和鸣天鼓,来教会他们耳养生的方法和道理。他们做了一段时间,反馈说,还真灵。难怪自古有人把这套"聪耳功"吹得神乎其神:"聋者可复聪,聪者可防聋,痴呆可复灵,容颜可显轻。"对此,我是宁肯信其有的。

3. 操作方法

(1)揉耳郭:将双手掌心按于耳上轻揉耳郭,有热感止。

(2)用手掌紧按双耳,或用环指(即无名指)塞入外耳道,一压一拔,利用外耳道负压,带动耳膜、中耳听骨链(三块听小骨)、内耳淋巴运动9次。

(3)用示指(即食指)、中指两指指腹按摩耳屏前方凹陷处(图2-3,是指耳门、听宫、听会连线,非听宫一点凹陷。微张口时是凹槽,闭口时是下颌头骨突起),上下摩拭18次。用示指、中指两指指腹沿耳郭周围环形擦18次更有效(注意:力达深部,以免擦破皮肤)。

小知识:耳屏是遮挡外耳道口(俗称耳朵眼儿)的瓣状突起,也称耳珠。严格来说,耳屏又有上屏尖和下屏尖两个小突起,下屏尖是肾上腺穴位,是治疗哮喘的大穴。

(4)对侧手拇指、示指两指绕过头顶"揪耳尖",同侧手"揪铃铛"(揪耳垂)9次。利耳,健全身。

(5)鸣天鼓:双手抱脑后,手掌紧压闭耳,两手示指重叠置于中指背,放于耳后高骨,将双示指滑下,敲打枕骨9次(图2-4)。

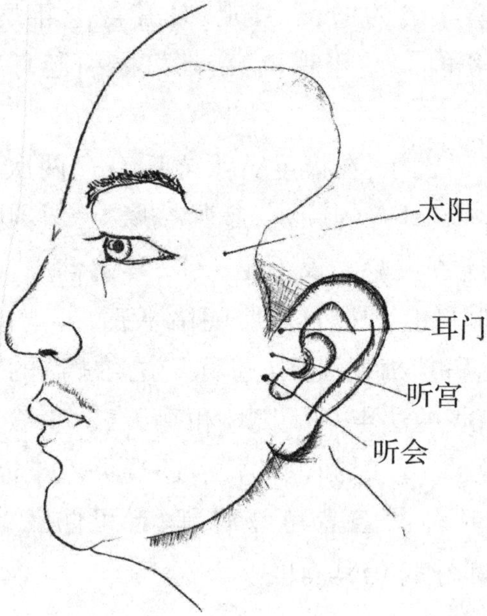

图 2－3　耳屏前方凹陷处（耳门、听宫、听会连线）

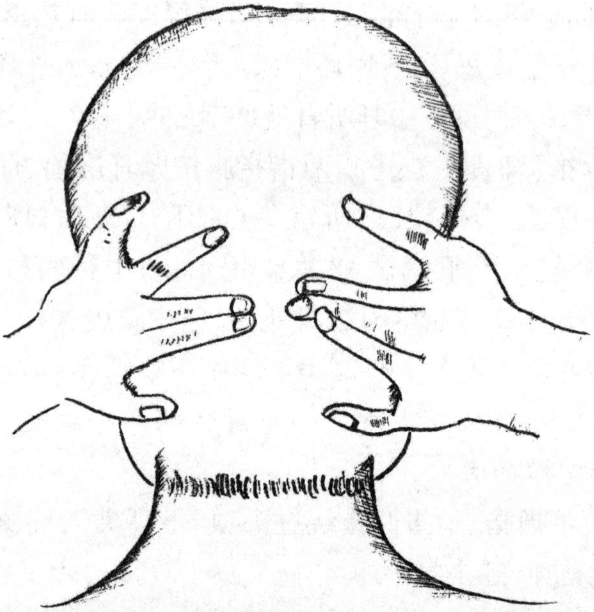

图 2－4　鸣天鼓

第三式 鼻宜常擦

> 鼻是天之门户,可以出纳阴阳生死之炁(气)也。
>
> ——张君房《云笈七签》

传统医学认为,鼻与脏腑经络有密切联系(图 3-1),可观鼻识病。如鼻色明润光亮是无病健康之象,或是病将愈之状;苍白为贫血;鼻头色红生粉刺,为酒渣鼻,老百姓都知道,嗜酒、吸烟、刺激性饮食等都会引起,多因血热入肺;等等。既然鼻子如此重要,应如何保健,如何预防鼻部疾病呢?下面就为大家介绍三种简单易行、行之有效的鼻部保健方法。

1. 中医理论

根据《灵枢》所载"明堂骨高以起,平以直,五脏次于中央,六腑挟其两侧,首面上于阙庭,王宫在于下极",排列鼻针的穴位,即鼻针疗法,将鼻针分为 3 条线,23 个刺激区,各分区主治相应脏腑、器官和经络的病症,疗效显著。

第一线:自前额正中至人中上端,为头面、咽喉、肺、心、肝、脾、肾、(外生殖器)前阴、内生殖器(睾丸、卵巢)。

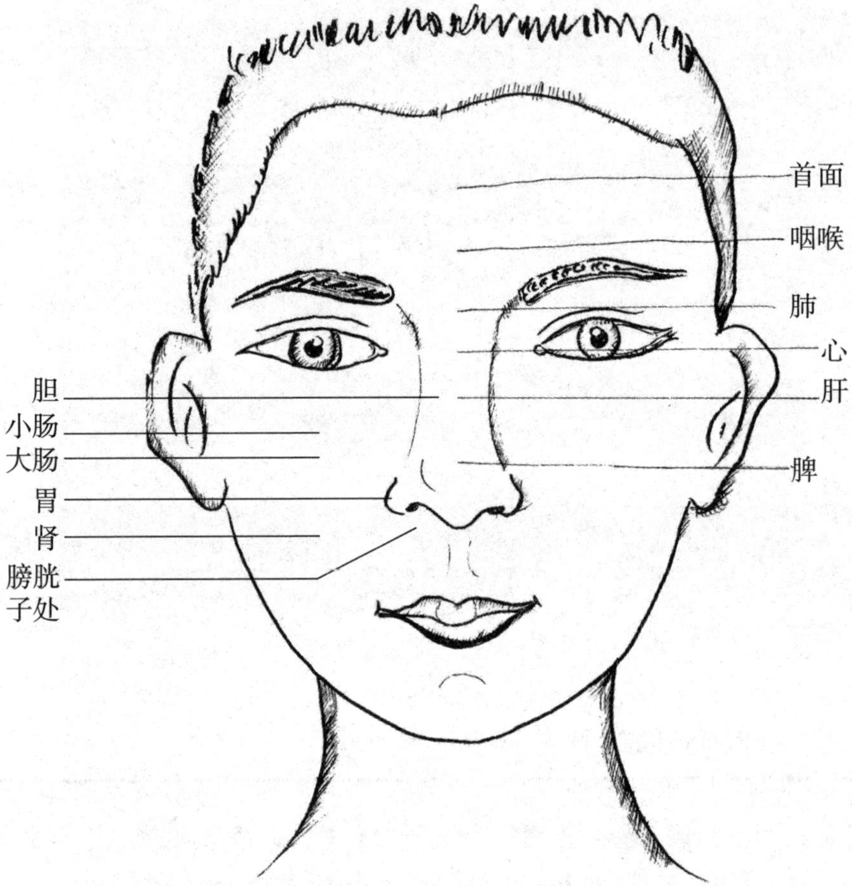

图 3－1　鼻与脏腑关系图正面观

第二线：自内眼角下紧靠鼻梁骨两侧至鼻翼下端尽处，为胆、胃、大肠、小肠、膀胱。

第三线：自眉内侧沿第二线外方至鼻翼外尽处。睛明穴以上为耳、胸、乳，睛明穴以下为项背、腰脊、上下肢。

鼻翼两旁的迎香穴，居鼻旁 0.5 寸[①]处，属手阳明大肠经之终端。顾名思义，形容人患慢性鼻炎、鼻窦炎，鼻闭塞，不闻香臭，而针灸和摩擦该穴可重闻香味，故称迎香。

① 此为中医穴位定位常用的同身寸，不同于市寸，后同。

鼻为山，上端为经外奇穴——山根穴，穴居两眼内眦连线与督脉交点。针灸和摩擦该穴对癫痫、偏头痛、脑震荡后综合征效果显著。

向上为经外奇穴——印堂穴，又称上丹田，居两眉中点，主治头痛、眩晕、眉棱骨痛、鼻衄、鼻渊（鼻窦炎）、目赤肿痛、小儿惊风、失眠、颜面疔疮、产后血晕、癫痫。

再向上，入前发际0.5寸，为神庭；入前发际1寸，为上星。两穴主治前头痛、目眩、目赤肿痛、迎风流泪、鼻衄、鼻渊（鼻窦炎）、鼻痈、癫狂病、小儿惊风、角弓反张、目翳、雀目等。

可见，鼻所包含的穴之多，常擦鼻部效之广。而且，早在东晋，就有道教学者、医药学家葛洪提出五式功法。其中一式为“打开天窗——调肺疗法”，即双手示指置于鼻翼两侧，从迎香穴开始沿鼻翼向上推动至天庭，再向下推动至鼻翼，上下算1次，共反复7次；向上推时呼气；以鼻翼两侧微微发热为宜。

2. 西医理论

从现代解剖学来看，鼻与五官七窍相通。脑外伤时“七窍流血”，有鼻泪管与眼相通，耳咽管与耳相通，筛板的筛孔与嗅神经及大脑相通，8个鼻旁窦都与鼻腔相通，还通过咽腔（有鼻咽部、口咽部、喉咽部）与口、食道、气管相通，直接或间接地有27个管道与周围相通（图3－2）。可见，鼻是泪的通道、“下水道”。耳咽管又是中耳与鼻咽部气的通道，而咽又是口腔、鼻腔与食管、气管的通道，识别五香、五味，吃、喝、说、笑、发音、唱歌都和鼻有关。

鼻为肺之窍，除了通气（即呼吸）功能和嗅觉功能外，还有过滤清洁、调节温度和湿度、共鸣等功能。我在刚毕业时曾参加了东北“老慢支”（即老年慢性支气管炎）的研究小组，在显微镜下观察气管假复层纤毛柱状上皮在正常时和病态时的变化，研究杯状细胞的数目增加及排空情况。可见吸入灰尘颗粒以及微生物，在进入呼吸道时，首先，较大的灰尘颗粒被鼻毛阻挡，较小的粉尘及微生物可被黏液黏着；然后，被纤毛有规律的从下向上的运动排出体外。

鼻腔不是一个简单的空气通道，而是极复杂而庞大的腔隙，加上8个鼻副窦，其黏膜面积巨大，且血运极其丰富。鼻丰富的血管网能使我们能够瞬间适应外界的环境温差变化。特殊的海绵状组织可随温度变化而改变鼻腔的宽度及容积。另外，当人哭泣和遭遇寒冷时，都会“一把鼻涕一把泪”，这是泪液通过鼻泪管进入鼻腔，以鼻涕的形式从鼻腔流出。为保证鼻黏膜的这种加湿和保护功能，鼻腔黏膜每天产生的黏液总量为1000～2000毫升。

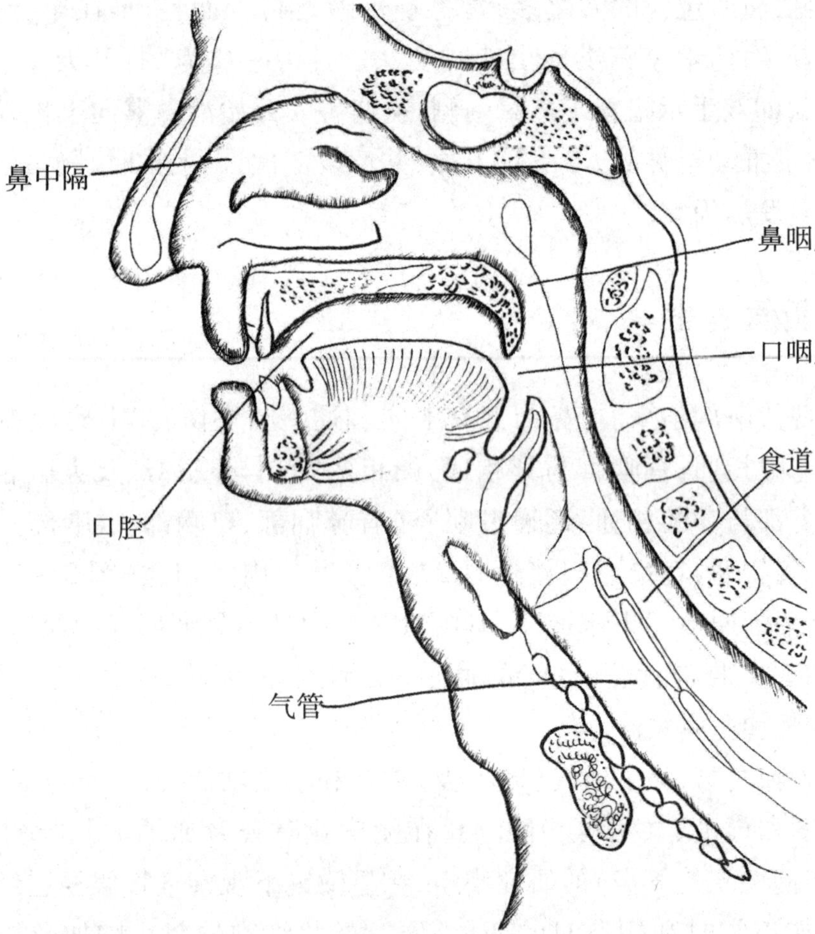

图3－2　与鼻腔相通的部分管道

以上鼻的种种功能,可能听来有些新鲜,那么下面这种功能,可能是大家都知道的却又最易被忽略的。人们都知道饮食的重要,《维多利亚健康宣言》也把合理饮食列为健康的第一需要,但都恰恰忘了"食气"。气存则人生,气竭则人死,呼吸所关,生命攸关,顾不重欤?普通之人,徒知以口食谷,不知以鼻食气,虽终日呼吸不断,而鼻中反不觉气之出入。呼吸之息,氤氲布满于身中,一开一阖,遍身毛窍,与之相应。

人体呼吸运动受膈神经和12对肋间神经控制,当第5颈椎以下脊髓横断时,即高位截瘫,全部12对肋间神经的呼吸运动丧失,胸式呼吸及部分腹式呼吸停止,可人尚可生存,因为从第1到第4颈椎的颈丛发出的膈神经,还可支配膈肌上下运动,像风箱的气阀一样拉动肺脏扩张和收缩。这就是腹式呼吸。女人由于怀孕和长期进化过程多采用胸式呼吸,而男人多用腹式呼吸。而当人们深呼吸时,既调动了膈肌等呼吸肌,又调动了腹肌参加呼吸,大大改善了全身五脏六腑、四肢百骸、五官九窍的供氧。

现代科学研究证明,气功的呼吸锻炼法可使呼吸频率逐渐减少,缓慢深长的腹式呼吸使得膈肌的运动幅度可比平时增大3~4倍,从而增加肺活量。

3. 操作方法

(1)鼻部纵向"8"字按摩法:坐位或仰卧,微屈拇指,先将拇指指背的指间关节擦热,然后用该关节从迎香穴开始沿鼻翼、鼻唇沟向上擦动至鼻通穴,再达山根穴,然后向下推动对侧鼻通穴、鼻翼,达对侧迎香穴。再经对侧口禾髎,达人中穴,向同侧经地仓、挟承浆到达承浆(图3-3),上下算1次,共反复36次。边擦边揉,以鼻翼两侧及口唇周围微微发热为宜。

(2)戴氏葫芦形口鼻按摩法:从鼻尖(即素髎穴)直向上擦,经山根穴,达印堂穴再至天庭,再达神庭穴、上星穴后返回进入口、鼻部纵向"8"字按摩(图3-3),往返36次。因为从山根穴向上擦形同多了一蒂柄,故样子很像一个葫芦，我称其为戴氏葫芦形口鼻按摩法。

（3）擤鼻润肺。仅做擤鼻状，即按住鼻孔用力出气，次数不拘，有助于鼻部血液循环，增强鼻应对天气变化的能力。"擤鼻润肺"引自《诸病源候论》，是最早的鼻部按摩。

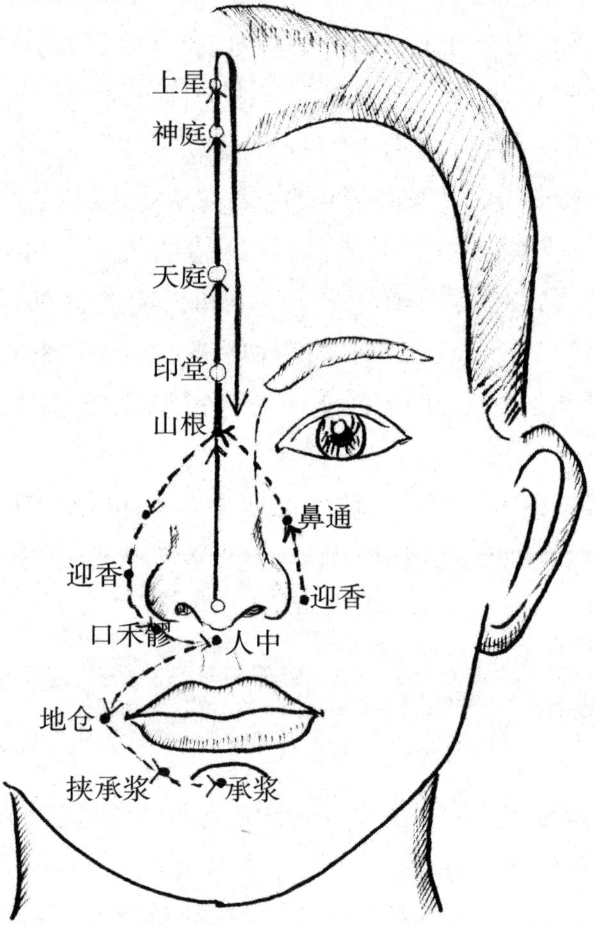

图 3－3　戴氏葫芦形口鼻按摩

第四式　舌宜常搅

> 舌者,心之苗也。五脏六腑之大主,其气通于此,其窍开于此者也……即凡内外杂症,亦无一不呈其形、着其色于舌,是以验舌一法,临症者不可不讲也。
>
> ——《临症验舌法》

从古至今,搅舌和咽津在养生中就有诸多记载。如《导引经》云:“清旦未起,先啄齿二七,闭目握固,漱满唾三咽。”《元阳经》曰:“常以鼻纳气,含而漱满,舌撩唇齿咽之,一日一夜,得千咽甚佳。”唐代大医孙思邈枚举了“叩齿吞津法”。明代《遵生八笺》中记载了“反舌塞喉法”:“若体中不宁,当反舌塞喉,漱汩醴(甜酒)泉满口,咽之,讫(完结)。乂如前咽液无数,觉宁乃止。止而未宁,重复为之。须臾之间,不宁之痾,即应廓散,自然除也。当即有效。”《类修要诀·长生导引歌》记载:“需知吐纳二十四,舌搅华池三咽终。”直至清代,医家尤乘的十二段动功更明确了咽津为:“将舌舐上,久则津生满口,盒饭咽之,咽下汩然有声,使灌溉五脏,降火甚捷。咽数以多为妙。”

1. 中医理论

祖国医学历来十分重视舌诊,通过观舌象(如从舌的长短、粗细、厚薄、软硬、歪正、弄舌、麻痹、颜色、活动、齿痕、颤动等)就可知很多身体和疾病情报。舌与脏腑经络有着密切的联系。舌为心之苗,为心窍。舌根属肾,舌中属脾胃,舌左属肝,舌右属肺,舌尖属心;又舌尖主上焦,舌中主中焦,舌根主下焦(图 4-1)。

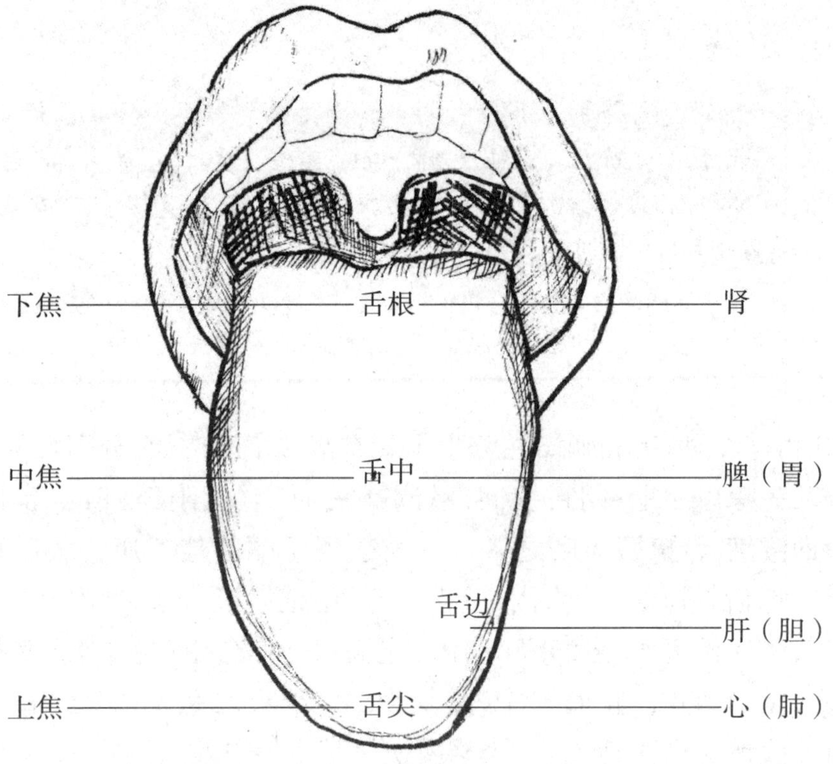

图 4-1　舌体脏腑分属

心——舌为心之苗,手少阴心经之别络系舌本;脾——舌为脾之外候,足太阴脾经连舌本,散舌下;肾——藏精,足少阴肾经挟舌本;肝——藏血、主筋,足厥阴肝经络舌本。五脏六腑都直接或间接地通过经络、经筋与舌相连,舌针疗法也由此而来。舌针疗法就是利用舌的器官特性和五脏六腑的经络联系,对舌的界定部位辨证针刺,以达到调理脏腑经络气血、治疗疾病的目的。

舌针共有24个管氏穴位,包括心、肝、脾、肺、肾、胃、胆、小肠、大肠、膀胱等多个内脏,还有舌根、佐泉、液旁、支脉、中风5个新穴。除可治疗眼、耳、鼻、舌、口、咽部疾病之外,还可治疗心血管疾病、中风、头痛、眩晕、耳鸣、耳聋、目赤肿痛、前后二阴(大小便处)疾病等。

相辅相成,舌体的伸缩、搅动当然对人体的五脏六腑、四肢百骸,经络、经筋起到养生保健作用。其实,搅舌方法还有用力将舌伸出口外,再尽力缩回的,但一是不雅,二是刺激的穴位有限,很少为人所用。而在唇内齿外(医学称口腔前庭)的搅舌运动,既可调动五脏六腑,又可按摩刺激口内口外的龈交、佐泉(舌系带两侧左右各一)、金津、玉液、人中、口禾髎、承浆、挟承浆、地仓等穴,还能刺激唾液腺分泌唾液。一招多得,妙哉!

2. 西医理论

加州大学尔湾分校的解剖教授布朗老师,手把手地教我在尸体上开颅,并逐一解剖12对脑神经以及它们的出颅部位,受益匪浅。

从解剖学来看,舌的神经支配包括第5、第7、第9、第10、第12对脑神经分支。舌前2/3的感觉由舌神经传递,味觉由参与舌神经的鼓索味觉纤维支配;舌后1/3两侧的感觉及味觉由舌咽神经支配;舌根中部由迷走神经支配。舌的运动神经是舌下神经,但腭舌肌则是由副神经的延脑根,通过迷走神经的咽支支配。由此我们看出,通过搅舌运动,可有效刺激大脑神经,为我们的身体带来巨大的利益。

脑外科临床上最常用的检查即是旋转眼球和伸舌,因为动眼神经和舌咽神经从后颅凹发出走到最前方,是路途最长的脑神经,颅内血肿、外伤、肿物压迫常被累及。D. S. Khalsa 博士在《冥想医学》中还提到,上颚有84个经穴点,舌顶上颚可刺激这些穴位,可引起下丘脑和垂体分泌激素(荷尔蒙),调控心理和植物神经。

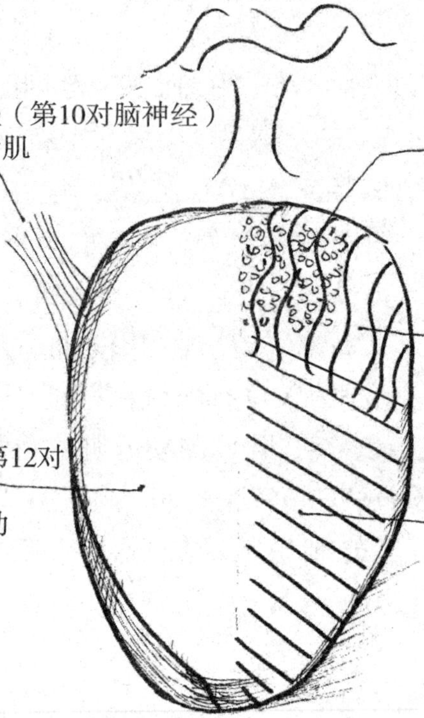

图 4－2　舌的神经分布和支配

舌是人体的精灵,仅从感觉就有躯体感觉和内脏感觉:能尝遍世间酸、甜、苦、辣,能识痛、知冷暖,能辨棉、麻、丝、纸、皮、木、金属等物质,亦能辨物质是圆是扁,更能感受接吻时的内脏感觉情绪……因而,当我们有意识地感觉它、运动它,确可出神入化。

3. 操作方法

(1)仰望或坐位,口唇微闭,舌抵上颚,延上颚前后往返用力搅动。次数以适当为宜。

(2)仰望或坐位,口唇微张,将舌置于齿内,用力,延上、下牙龈做顺、逆时针搅动。次数以适当为宜。

(3)仰望或坐位,口唇微张,将舌置于唇内齿外(图4－3),用力,延上、下牙龈做顺、逆时针搅动。次数以适当为宜。

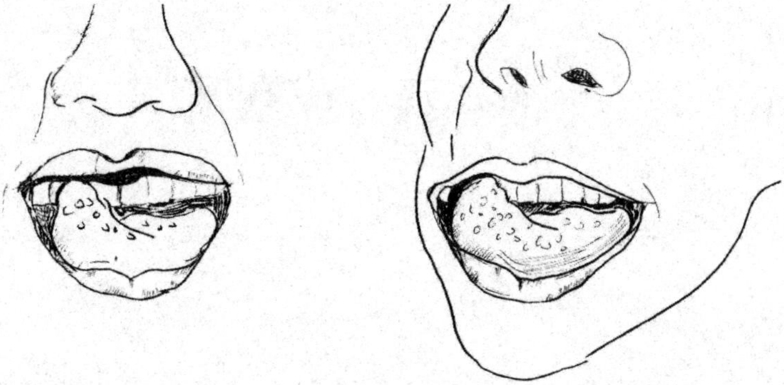

图4－3　舌在唇内齿外搅动

次数为3次、9次、18次、36次,根据具体情况而定。年老体弱者,从3次开始逐渐增加。

第五式　津宜常咽

唾者，漱为体泉，聚为玉浆，流为华池，散为精汋，降为甘露。故口为华池，中有体泉，漱而咽之，溉藏润身，流利百脉，化养万神，肢节毛发宗之而生也。

——《老君尹氏内解》

自古以来，唾液被祖国医学美誉为“金津玉液”“华池神水”，常咽之有奇效。《黄庭内景经》就明确提出：“口为玉池太和宫，漱咽灵液灾不干。体生光华气香兰，却灭百邪玉炼颜。”又在《黄庭外景经》说：“呼吸虚无入丹田，玉池清水灌灵根。”就是说，呼吸入丹田，口中必有甘凉之津液发生，顺而吞之，以意直送下降，复得神火炼之，使津化为气，润泽周身，而后归纳于下田，以培植命蒂，故曰“玉池清水灌灵根”，而后“审能修之可长存”。

相关的论述和书籍很多，如老君（道家对老子的尊称）的“饮玉泉者，令人延年除百病。玉泉者，口中唾也。鸡鸣、平旦、日中、晡时、黄昏、夜半，一日一夕，凡七漱玉泉饮之，每饮辄满口，咽之延年”；《养生秘旨》里“八段导引法”的“漱津三十六，神水满口匀；一口分三咽，龙行虎自奔”（后称之为“八段锦法”，但实际内容与一般所称的“八段锦”有很大不同，发展至清代，徐文弼《寿世传真》中将“八段锦法”易名为“十二段锦”，并对每节动作予以说明，见图 5－1）；《增补遵生八笺》（清道光刊本)中提到的“津液频生在舌端,寻常漱咽下丹田;于中畅美无凝滞,百日功灵可驻颜”;等等。

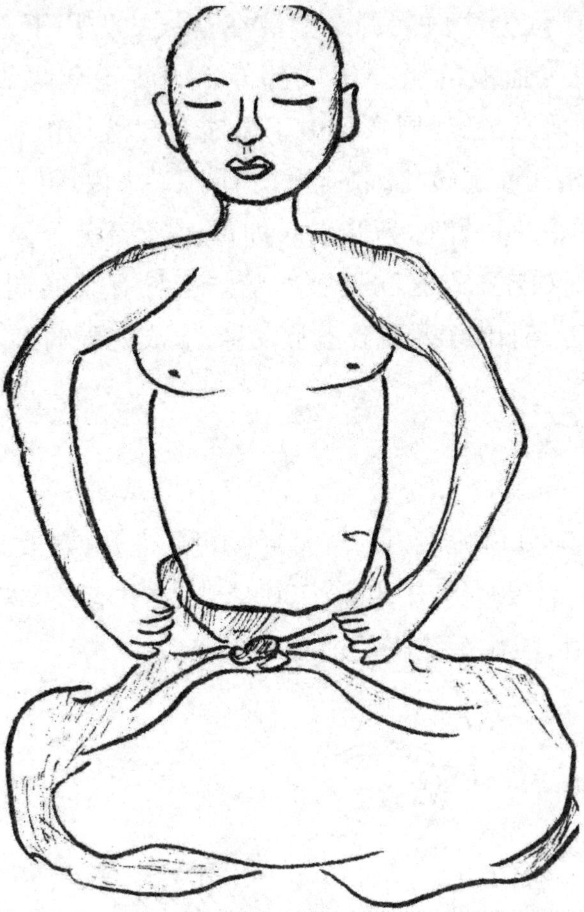

图5－1　《寿世传真》十二段锦第五图

1. 中医理论

2000多年前,《灵枢》就提到“津液各走其道”。《素问》说:“饮入于胃,游溢精气,上输于脾,脾气散精,上归于肺,通调水道,下输膀胱。水精四布,五经并行,合于四时五脏阴阳,揆度以为常也。”既阐述了人体津液产生、输布和排泄的过程;也指出津液滋润濡养肌肤,注入孔窍的津液滋润濡养眼、耳、鼻、舌、口，渗入内脏的津液滋润濡养五脏六腑、骨髓、脊髓、脑髓及全身的作用。津液同属水液，滋润和濡养全身，可见其重要性。

中医理论还认为津血同源。津液在营气的作用下，共同渗入脉中，化生为血液，成为血液的重要组成部分。津液还有调节血液浓度的作用，以保持滑利血脉，循运周身。由于血液和津液均由水谷精微所化生，两者之间又可相互渗透转化，故有“津血同源”之说。

另外，津在胎儿口腔称为胎食。即母血经胎盘分泌到胎儿口腔，既有丰富的营养，又能濡养滋润五脏六腑。若没有其通调内脏，对胎儿发育都会造成损害，消化道将不会正常发育，形成先天畸形。

2. 西医理论

成人 24 小时分泌唾液（图 5－2）约 1500 毫升，胃液 2500 毫升，小肠液 3000 毫升，胆汁 500 毫升，胰液 700 毫升，总共有约 8200 毫升消化液。没有这些消化液，消化系统将不能正常工作。

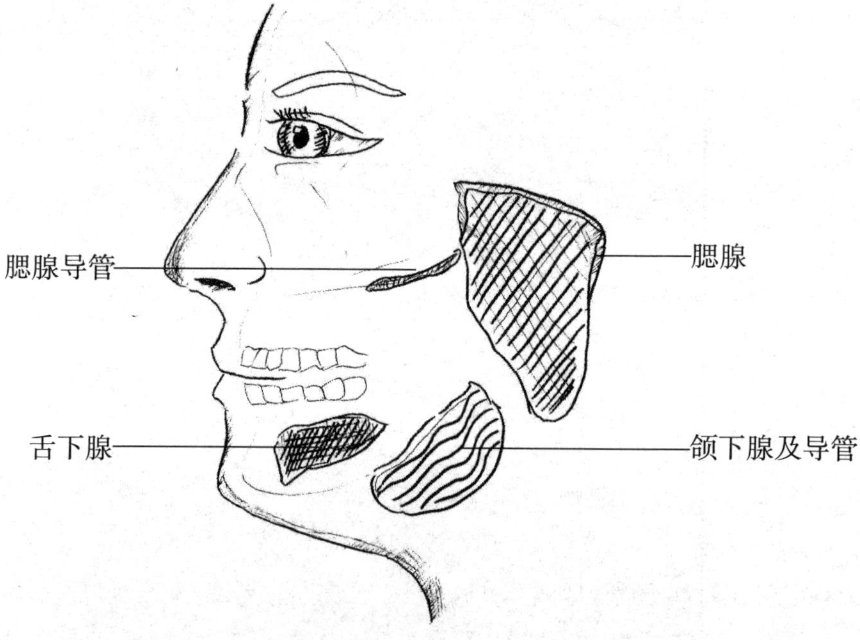

图 5－2　产生唾液的主要腺体

现代科学研究已证明，唾液呈碱性，有很强的消化作用，使我们吃进嘴里的食物如馒头很快变成葡萄糖，吃进的压缩饼干很快变成食糜。大家都熟悉的电影《上甘岭》中人口干到没有唾液的情景，吃进的饼干都喷了出来。这里，还体现了唾液润滑口腔、协助吞咽的作用。另外，唾液还有很强的杀菌作用。大多数人可能都见过狗、狼等哺乳动物受伤时总是用舌头舔伤口的情景；每个人都有咬破自己舌头和口腔黏膜的经验，可是没关系，很可能睡一觉后，明天就长上了。

唾液中含有水分、酵素、尿素、复合维生素 B、蛋白质（黏蛋白、球蛋白）、氨基酸、硫氰酸盐、碱性离子和钠、钾、镁、钙，以及淀粉酶、麦芽糖酶、磷酸酯酶、溶菌酶、过氧化物酶等物质。唾液具有快速止血，软化收缩血管，溶解细菌，灭杀微生物，抗病毒，助消化等功能。近年来，美国学者发现唾液含有能促进神经细胞生长和皮肤表皮细胞生长的神经生长因子（NGF）和表皮生长因子（EGF）。日本食品研究所发现“唾液可以消除从氧气和食物中产生的对人体十分有害的自由基”，最为可贵的是，唾液还有较强的防癌效果。美国佐治亚大学医学院专家的研究表明，致癌作用很强的黄曲霉素和 3，4－苯并芘及亚硝酸盐与唾液接触 30 秒后就会消失。唾液增多不仅刺激、反射性地加强消化功能，而且唾液中的溶菌酶、淀粉酶、分泌型免疫球蛋白显著增加，大大提高了人体的消化和免疫功能；其中的神经生长素等内分泌成分，对改善老年疾病的病理起到一定作用。所以，中医把唾液称为“华池神水”“金浆”“金津”“玉液”“玉泉”“甘露”“清洁剂”“天然抗癌剂”等。

人老时各括约肌也会萎缩、衰弱，所以不少人患上了难治的贲门括约肌松弛，或称食管反流，大量 pH 等于 1 的胃酸反流到弱碱性的食道下端，引起反流性食管炎，致局部水肿、糜烂、溃疡、出血、瘢痕、狭窄，甚至癌变，使病人痛苦不堪。晚期西医会行手术治疗，如果引起瘢痕性贲门狭窄，每天仅能进流质食物，真是生不如死。“津宜常咽”即可有效预防该病的发生，对轻症配合推拿和针灸，痛苦少，疗效好。

所谓唾不咽则气海不润,气海不润则津液乏,是以服元气、饮醴泉,乃延年之本也。本充实了,岂有病乎?所以,“津宜常咽”确是:活命“神水”自身带,何须千金觅蜂胶?

3. 操作方法

漱津三十六,神水满口匀。一口分三咽,龙行虎自奔。

第六式　齿宜常叩

> 常每旦啄齿三十六通，能至三百弥佳，令人齿坚不痛。
>
> ——《养生导引秘籍》

俗话说，牙痛不是病，痛起来要人命。这反而说明了普通百姓并不认为牙痛是个病，疏于对我们牙齿的关爱。世界卫生组织提出的10条健康标准里，就有“牙齿清洁，无龋齿（蛀牙），不疼痛，牙龈颜色正常，无出血现象”的标准。那么，牙齿该如何保健呢？

东晋葛洪在《抱朴子》中说：“牢齿之法，晨起叩齿三百下。”南北朝颜之推在《颜氏家训·养生篇》中说：“吾尝患齿，摇动欲落，饮食热冷，皆苦疼痛。见《抱朴子》牢齿之法，早朝叩齿三百下为良，行之数日，即便平愈，今恒持之。此辈小术无损于事，亦可修也。”意思很简单，是说我曾患有牙痛，牙齿松动快掉了，吃冷热的东西都要饱受疼痛之苦。看了《抱朴子》里固齿的方法，早上起来以叩齿三百次为佳，我坚持了几天牙就好了，现在还坚持这么做。这一类的小技巧，对别的事也没有损害，可以学学。南北朝陶弘景的《养性延命录》记载：“发，血之穷；齿，骨之穷；爪，筋之穷。千过梳发发不白，朝夕啄齿齿不龋，爪不数截筋不替。”可见叩齿之说发源甚早、流传甚广，被多人、多书、不同年代采用。实践证明，只有真正经得起锤炼,根植于人民的好东西,才能随着历史而更繁盛。

而且,叩齿常与漱咽、搅舌放在一起论述,说明三者相辅相成,缺一不可。叩齿,必养以华池,浸以醴液,而华池和醴液必来源于搅舌。如《遵生八笺》里引用的八段锦图示中,几乎每个图都有叩齿、吐纳、漱咽的字样,可见对这三项的重视程度。所以,本书的第四式、第五式和第六式是密不可分的统一体。

1. 中医理论

叩齿,与转眼运动的道理一样,轻轻地叩齿就好比在给肾做按摩。中医认为"齿为骨之余",即是说齿与骨同出一源,牙齿也由肾中精气所养,故《杂病源流犀烛·口齿唇舌病源流》曰:"齿者,肾之标,骨之本也。"牙齿的生长与脱落,与肾中精气密切相关,肾中精气充沛,则牙齿坚固不易脱落。肾中精气不足,则牙齿粗糙、晦暗,出现沟槽,容易崩瓷、松动和脱落。叩齿就是追本溯源来调养肾气,以此来达到保健的目的。

2. 西医理论

从图 6 - 1 来看,健康成人牙列包括 32 颗恒牙,分上、下、左、右 4 个区域,按牙齿的形态与功能分为切牙、尖牙、双尖牙(前磨牙)、磨牙,共16 对。

牙齿的作用有美观——满足健康心理发展;发音——便于沟通;咀嚼——支持身体所有营养供应(表 6 - 1)等。牙齿的咀嚼功能尤为重要,因为人类的食物多种多样,又有软硬和大小之分,所以要求有高度分化的牙齿,来适应人类对多样化食物的需要,便于人体摄入营养(食物→牙齿咀嚼→胃肠道消化→各个器官)。世界卫生组织公布的危害人类健康的三大疾病就包括龋齿(另两大疾病为肿瘤、心血管疾病)。加之现代食物结构已经发生了很大的变化,使牙齿的咀嚼功能相对减弱,因此叩齿就更具有现实意义。

现代医学认为,轻度叩齿可以增加牙齿的自洁作用,可以轻度刺激牙周膜,改善牙周和髓腔的血液循环,增加营养供给,增强牙体本身的抵抗力。

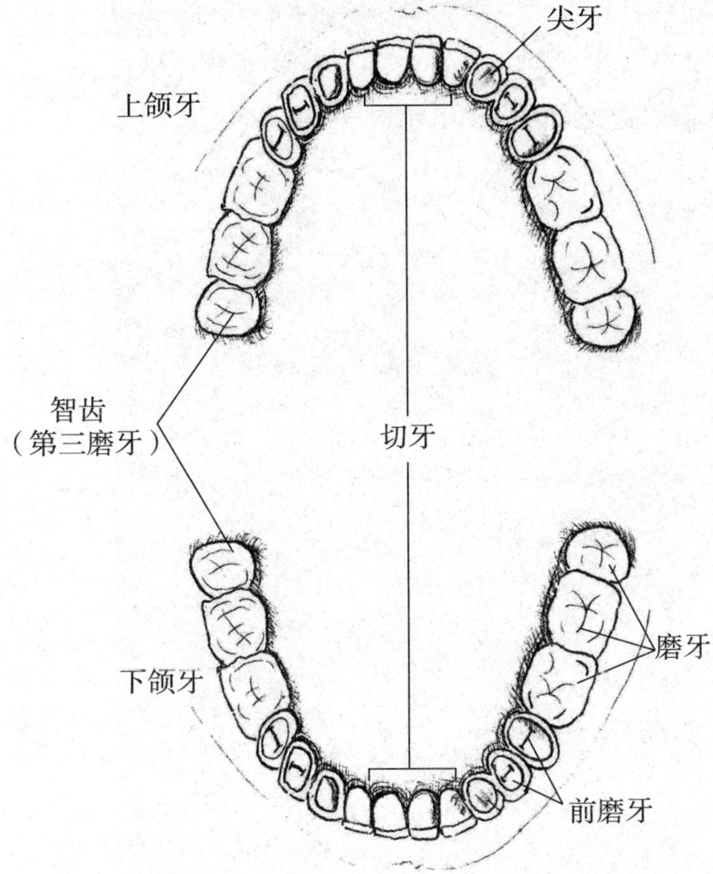

图6-1　牙齿的结构

表6-1　牙齿的种类、形状与作用

种类	形状	作用
切牙	平薄	切割食物
尖牙	尖锐	撕裂食物
磨牙	上表面宽阔,凹凸不平	磨碎和咀嚼食物

3. 操作方法

清晨未起叩齿三十六通。意思是，早晨醒来，先不说话，静心凝神，全身放松，自然呼吸；闭眼，上下牙齿轻轻相击36次。

注意：速度缓慢均匀，叩齿力度不宜大。

第七式　发宜常梳

> 晨夕梳头满一千梳，大去头风，令人发不白。
>
> ——《养性延命录》

精、气、神为“内三宝”，耳、目、口为“外三宝”，要想长寿延年，必“常使内三宝不逐物而流，外三宝不诱中而扰”。耳、目、口“内三宝”均位于头部，占六宝半数。早期道教经典《真诰》《黄庭经》记载的“栉发”“摩面”“旋耳”“熨目”“叩齿”“搅海”等养生保健部位也在头部。传承并改进的养生经典著作《修龄要旨》当中的“养生十六宜”，亦有“八宜”在头部，占半数。可见头部的重要性。

1. 中医理论

中医认为，经络遍布人体全身，将人体的五脏六腑、形体官窍、皮肉筋骨等联结成一个统一的整体，并借此行气血、营阴阳，濡养脏腑，抗御外邪，保卫机体。而这些经络或直接交汇于头部（如百会穴），或间接作用于头部。通过梳头，可刺激头部经络，有通畅血脉，祛风散湿，令发不白之效。

头为元神之府（脑之所居），巅顶为百会穴，手三阳、足三阳与督脉交会穴，为诸阳之会。头部发区（即有头发的部分）为狭义的头，无头发的部分为面。古时常常“发”“头”不分，梳发即是梳头，梳头实际上就是在梳经络。这是因为有督脉、膀胱经、胆经、三焦经、胃经5条经行经头部发区(图7－1)。

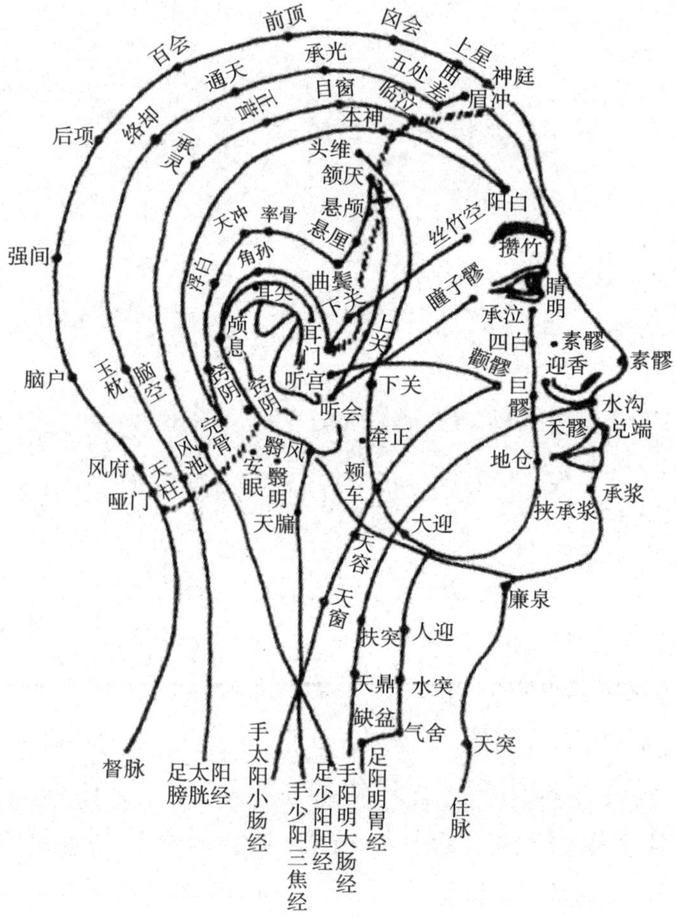

图7－1　头部侧面经穴

头皮针(又称头针法)正是基于以上原理提出的，它是通过刺激头部发区的特定部位来治疗疾病的一种疗法。头部刺激区共有14个分区，包括大脑前运动中枢、后感觉中枢、舞蹈震颤控制区、血管舒缩区、晕听区、言语二区、言语三区、运用区、足运感区、视区、平衡区、胃区、胸腔区、生殖区等(图7－2)。而且头部经外奇穴达几十个，绝大多数为双侧，故自古就有按摩、针灸头部治疗全身多种疾病的治法流传至今。

例如：百会穴，百脉之会，贯达全身，是调节大脑功能的要穴，号称

“百会治百病”，又称“三阳五会”“泥丸宫”，它是手足三阳经与督脉交会穴。刺激百会穴有升阳举陷、健脑宁神、清热开窍、平肝熄风之功，可用于治疗老年男女中气下陷、遗尿、滴漏尿、憋不住尿，女子阴挺（子宫脱垂，俗称垂葫芦子）脱肛、崩漏，以及头疼、眩晕、中风、昏迷、心烦、惊悸、健忘、失眠、癫、狂、痫、脏躁、急惊风、破伤风、角弓反张等病。此外，在头后部还有风池、风府、天柱等要穴。

发宜常梳，重点在“梳”，身体健康从“梳”通头部经络开始，这也是疏经通络最直接有效、简单易行的方法。还可按摩头皮，刺激头部腧穴，使人气血通畅，提高免疫力，预防多种疾病，葆青春得健康。何乐而不为呢？

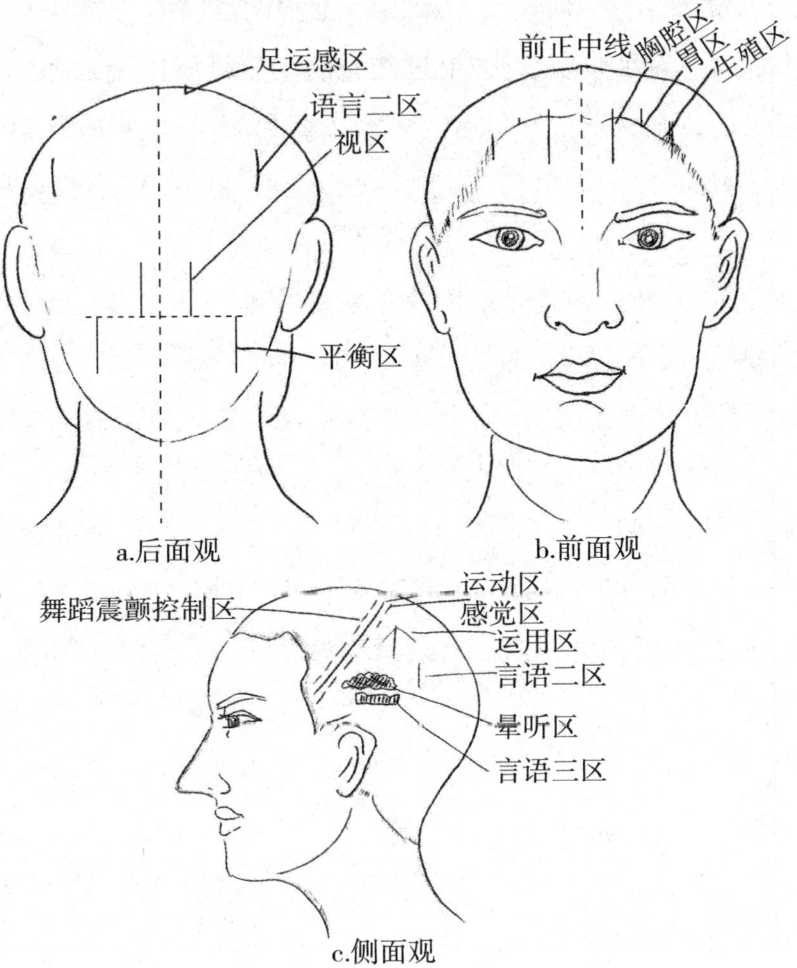

a.后面观　b.前面观　c.侧面观

图 7－2　头皮针刺激区

2. 西医理论

头发和舌、皮肤一样,是反映人体健康的一面镜子。头发是否润泽、茂密,取决于头发根部的神经、血管营养的供给,一旦营养不足头发就会粗糙、脆弱,容易脱落。头发从下向上可分为毛乳头、毛囊、毛根和毛干4个部分。实际上,头发的生理特征和功能主要取决于头皮表皮以下的毛乳头、毛囊和皮脂腺等。而在毛囊末端有一个特殊结构,里面积聚着毛母细胞,头发的生长及颜色,就是由毛母细胞的活跃分裂和它分泌的色素颗粒决定的。简单来说,调控毛母细胞的生长是解决脱发和发变白问题的关键之一。而梳发正好是对毛囊的按摩和刺激,加强头部毛囊的分泌及毛母细胞的分裂、增殖,有助于头发的生长、更新换代,使头发润泽、茂密。

另一方面,头颅里的脑是中枢神经系统的主要部分,位于颅腔内,包括端脑(大脑)、间脑、小脑、脑干(包括中脑、脑桥和延髓),它们之间以及与头皮之间都分布着脑神经、血管、淋巴等,从形态上和功能上把各部分联系为一个整体(图7-3)。简单来说,头面四周底部的神经、血管是向头顶集中的,所以,眼、耳、鼻、舌、牙、津均通于脑。那么,梳头就等于是在刺激这些血管和神经,从而有效改善和提高头部的血液循环。这不仅可使头发润泽、茂密,还可对脱发、斑秃及头发早白等有治疗作用。

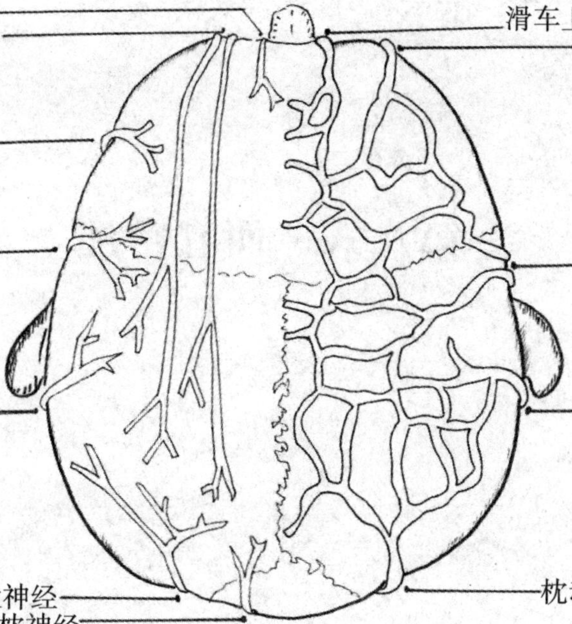

图 7－3　头皮的神经、血管分布

3. 操作方法

(1) 双手十指微分成梳状，从前发际用力推向后发际 36 次，使全部头发得到梳理。

(2) 对百会、四神聪或自己头部的敏感点可重点按揉。

第八式　面宜常洗

又法摩手令热，以摩面，从上至下，去邪气，令人面上有光彩。

——《养性延命录》引自《内解》

“面宜常洗”的“洗”，指的是“干洗脸”，用手摩拭面部。诸多道家、医家，甚至是文学家，一直身体力行地告知人们干洗脸有“令人面有光泽”“色如少女”“兼明目散诸故疾”等益处。如《太上老君太素经》云：“一面之上，常欲得两手摩拭之使热，高下随形，皆使极匝，令人面有光泽，皱斑不生。行之五年，色如少女。”《灵剑子》导引法曰：“以两手掩口，取热气津润摩面，上下三五十遍，令极热。食后为之，令人华彩光泽不皱。行之三年，色如少艾，兼明目散诸故疾。”宋代苏东坡也说：“以双手熨眼、面、耳、项，皆令极热……试行二十日……面见有光。”至清道光天休子所著的《修昆仑证验》：“颊车，耳门下之钩骨也，此处一通，内外上下皆无滞塞矣。”又说：“由颊车之上，下耳后出走大迎（穴），入颈，人迎（穴）下消。行次按三阳经，鱼贯不紊，实非人力能致。此积一消，则肓上膏下（指膏肓穴）无滞，病自不生。”时间淌过 2000 多年，摩拭面部也被实践了 2000 多年，大浪淘沙沉者为金，就是最好的证明。

1. 中医理论

祖国医学认为,面部与脏腑密切相关。面部反映人体各部的生理信息,面部的各部分对应不同的脏腑,这也是面部望诊的基础。《灵枢·五色》把面部分为几部分:鼻为明堂,眉间为阙,额为庭(颜),颊为藩,耳门为蔽。上述面部和五脏的对应见图8-1,分别为:庭对应面首,阙上对应咽喉,阙中(印堂)对应肺,阙下(山根)对应心,下极之下(年寿)对应肝,肝部左右对应胆,肝下(准头)对应脾,方上(脾两旁)对应胃,中央(颧

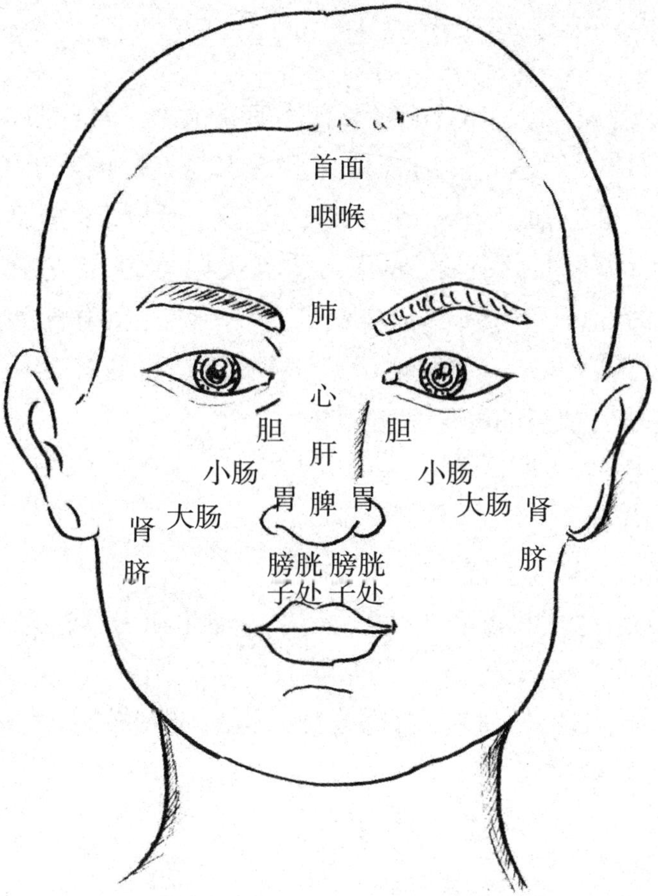

图8-1　面部色诊与脏腑的关系

下）对应大肠，挟大肠对应肾，明堂（鼻端）以上对应小肠，明堂以下对应膀胱子处。如此，经常摩面，相当于给内脏按摩，有提神明目、去疲劳、除皱消斑、延缓面容衰老及预防感冒、眼疾、耳疾等功效。但是，需要注意《修昆仑证验》说的："面者统言也，非靠颧与颊车，不能着力揉也。"又说："一身血脉条直，唯颊车十二经脉上下汇走，屈曲交互。"意思是说，一般所说的面，离开天庭（额骨）、颧骨和颊车，就不能用力揉了。全身经脉气血通常都是条直的，唯有颊车即下颌骨，又称"地阁"，互相屈曲相交，故很易瘀滞。所以，干洗脸重点是修"天庭饱满"、修颧骨、修"地阁方圆"。

2. 西医理论

面部皮肤薄而柔软，富于弹性，有丰富的血供；而且肌肉发达，使人具有丰富的表情。到达面部的各种神经占 12 对颅神经的 10 条，其中三叉神经、面神经和内脏有着千丝万缕的联系。所以，干洗脸可促进面部的血液和淋巴循环，促进代谢，防止真皮乳头层萎缩，促进弹性纤维的活力，增加颜面的光泽和增强面部皮肤肌肉的弹性；反射性地调节五脏六腑、四肢百骸、五官九窍。更重要的是，干洗脸是自我被动按摩的简单功法，它带来的是全身心的养生保健。

3. 操作方法

（1）修天庭：天庭即额部。两手搓热，以四指指腹从两鬓擦向印堂穴（即上丹田，也称"泥丸"）；再从印堂穴擦向双太阳穴，往返 36 次。

（2）双手掌搓热，干洗脸，透热为度。以颧及颊车为重点（图 8－2）。

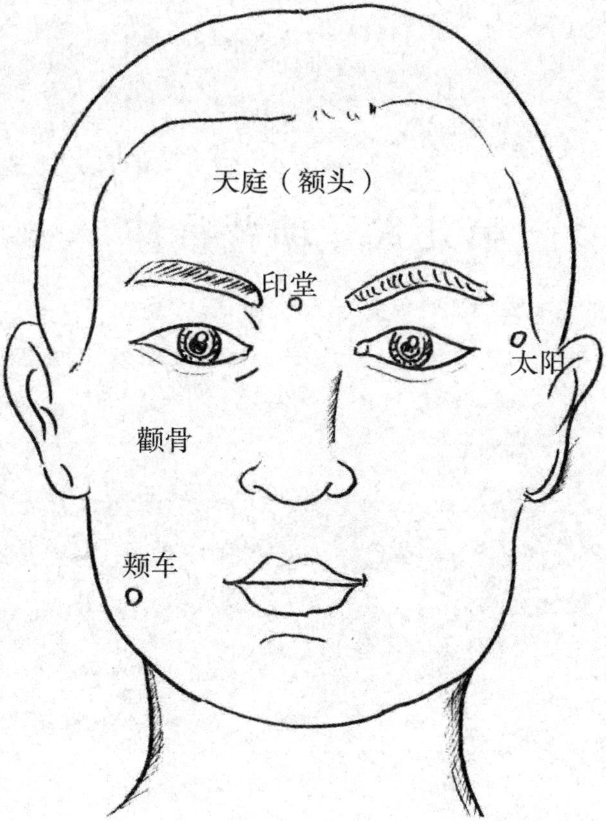

图 8－2　面宜常洗操作穴位

第九式　项背常伸

言人导引摇动(指气功),而人之精神益盛也。导引于外,而病愈于内,亦如针艾(针灸)攻其荥腧(五腧穴)之源,而众患(众多的疾病)自除于流末(经络一通百病无踪)也。

——张君房《云笈七签》

随着科技的发展,人们的生活方式随之改变,以脊柱等为代表的疾病正呈年轻化发展趋势。实际上,随着年龄增长,颈椎、腰椎椎间盘发生退行性变,几乎是不可避免的,特别是长期伏案者。《黄帝内经》说:“大骨枯槁,大肉陷下,肩髓内消(头倾肩垂之义),动作益衰”“形气相失,谓之难治。”但是,如果在生活和工作中注意调理和避免椎间盘退行性变的一些因素,则有助于防止颈椎、腰椎退行性变的发生与发展。

自古以来,颈部和背部的中医按摩手法和(或)导引功法有 400 多种,历经了千余年的历史沉淀。如“推桥弓”,葛洪五式功法中的“顶天立地”“鲤鱼打挺”,这正是后人传承并改进的“八段锦”中的“两手托天理三焦”“五劳七伤往后瞧”。正如《寿世传真》里所说:“户枢不蠹,流水不腐。人之形体,亦犹是也,故延年却病,以按摩导引为先。”

1. 中医理论

头为天，颈为柱。全身总共有12条正经，加之有经有穴的任督二脉是14条，就有8条（任脉、足阳明胃经、手阳明大肠经、足少阳胆经、手少阳三焦经、手太阳小肠经、足太阳膀胱经、督脉）从颈项通过。所以，有关颈项的“导引”“拍”“推”“拿”“揉”“按”“点”“扫”“理筋”“分筋”等，都有激发经络的调节作用，可“泻其有余，补其不足，阴阳平复”，迅速缓解病痛，这是因为经络有沟通表里上下、联系脏腑器官、通行气血、濡养脏腑、感应传导等作用。同理，背部亦如是（图9－1），背部正中的督脉，两旁的华佗夹脊穴，以及双侧的膀胱经一线、二线均受到调理。同时，因为五脏六腑在背部有反射区，所以还能调理五脏六腑。

2. 西医理论

长时间低头、弯腰劳动或学习，会损伤胸锁乳突肌、肩胛提肌，以及颈部、背部的伸屈肌群。什么意思呢？就是说，长期固定于一个体位，肌肉会因疲劳而损伤。如长期伏案工作，不仅损伤颈部肌肉，还会损伤背部肌肉。而“童子托天”“如托千斤石”“鲤鱼打挺”“五劳七伤往后瞧”“双手托天理三焦”等动作都可拉伸项背，都能有效拉伸斜方肌、背阔肌、菱形肌、肩胛提肌等背部肌群，一是可以有效缓解肌肉疲劳，好比对肌肉进行按摩一样；二是加强了血管的收缩和舒张运动，引起血管共振，通过临近大血管的植物神经系统，反射性作用于心血管循环系统，对改善血液循环、增快局部血流、调整血管内的缘流和轴流的血细胞分布都有极微妙的作用。

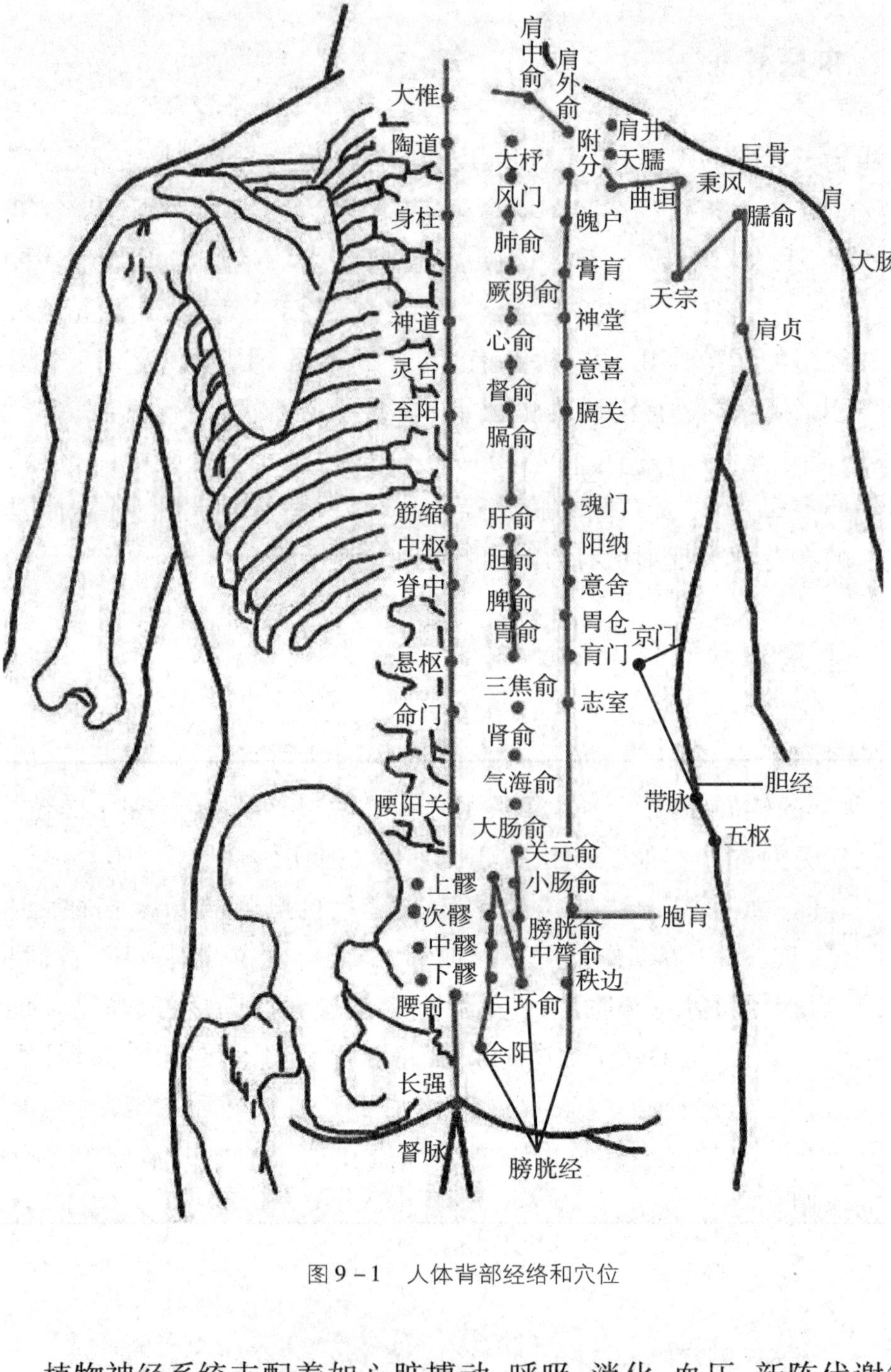

图 9－1　人体背部经络和穴位

植物神经系统支配着如心脏搏动、呼吸、消化、血压、新陈代谢等生理功能，当做上述项背拉伸动作时通过植物神经系统反射性作用于相应部位,使多个部位受到调理,这和中医所说的五脏六腑在背部的反射区不谋而合(表9-1)。

表9-1　植物神经系统供应部位

脊椎神经	供应部位
第一颈椎(C1)	脑部血液循环、脑下垂体、头皮、脸、眼、鼻、喉、交感神经系统
第二颈椎(C2)	耳、鼻、喉、舌、声带口
第三颈椎(C3)	咽、颊、肩、交感神经、横膈膜神经
第四颈椎(C4)	头部肌肉、臂
第五颈椎(C5)	食道、气管、肘、声带
第六颈椎(C6)	甲状腺、副甲状腺、腕、颈部肌肉、扁桃体
第七颈椎(C7)	大拇指、甲状腺
第八颈椎(C8)	气管、食道
第一胸椎(T1)	心脏、食道、气管、手指、手腕
第二胸椎(T2)	心脏、食道、气管
第三胸椎(T3)	肺、支气管、食道
第四胸椎(T4)	肺、支气管、食道、胸腔、胆囊
第五胸椎(T5)	肝、脾、胃
第六胸椎(T6)	胰、胃、胆
第七胸椎(T7)	胃、十二指肠、胰腺
第八胸椎(T8)	脾、横膈膜
第九胸椎(T9)	肾上腺
第十胸椎(T10)	肾脏
第十一胸椎(T11)	肾、输尿管
第十二胸椎(T12)	膀胱、肾脏、大肠
第一腰椎(L1)	输尿管、股四头肌、大腿前侧、大肠
第二腰椎(L2)	卵巢、输卵管、盲肠
第三腰椎(L3)	膀胱、子宫、大腿外侧、生殖器官
第四腰椎(L4)	前列腺、腰部肌肉、坐骨神经
第五腰椎(L5)	足、直肠、膀胱、子宫
骶椎(S)	直肠、肛门、肾、大腿后侧、前列腺、生殖器
尾椎(C)	直肠、尾椎

3. 操作方法

（1）坐位“伸懒腰”：当长时间弯腰低头，如看书、学习、玩电脑、绣花等，感到疲劳时，将头尽量后伸至极，举双臂，同时深吸气，保持 1 ~ 3 秒，再返回原位，深呼出。可重复 3 ~ 5 次。

（2）站位“两手托天理三焦”：站位，两脚与肩同宽，膝微屈，五趾抓地，鼻吸鼻呼，全身放松；双手十指相对，掌心向上，置于腹前（图 9 – 2a）；而后缓慢经胸前上托，托至下颚时，仰头，缓慢转掌心向上，头、腰向后伸至极，眼望蓝天；双掌用力向上托举，停 3 秒（图 9 – 2b）；慢慢头、身回正，双手掌经体侧轻轻放下。反复做 6 次。

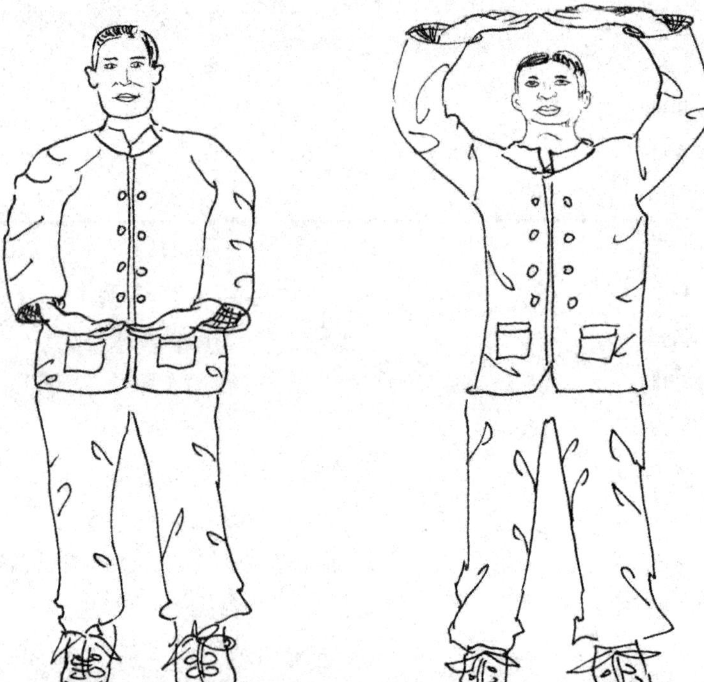

图 9 – 2　两手托天理三焦

(3)站位“五劳七伤往后瞧”:站位,两脚与肩同宽,膝微屈,五趾抓地,鼻吸鼻呼,全身放松;两手前伸,掌心向上,手臂伸直缓慢上提(图9－3a);至与胸同高,转掌心向下;两手缓慢放下,同时头部缓慢转向左侧,头部转至极时,眼睛尽力往后看,两手已放至体侧做按地姿势,停3秒(图9－3b);两手慢慢放下,头慢慢回正,复原;依此,头部再转向右侧。反复做6次。在野外或有风景的环境中更好。

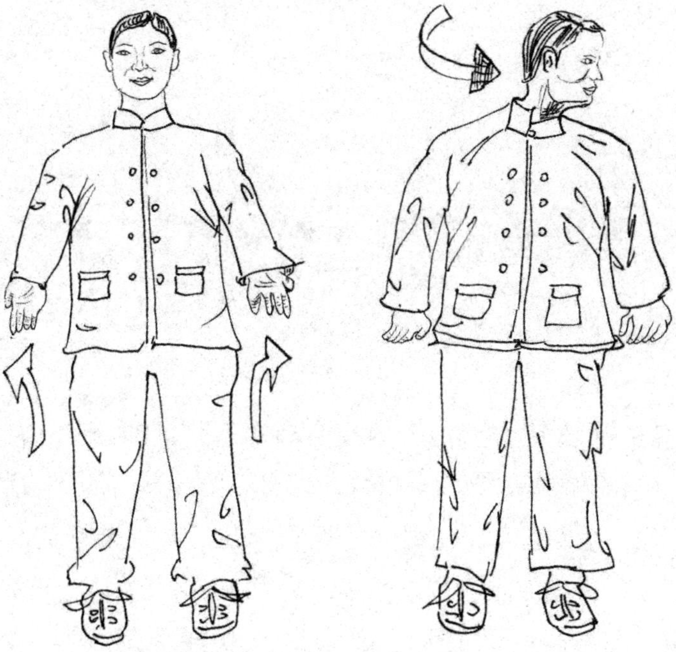

a　　　　　　b

图9－3　五劳七伤往后瞧

第十式　肩宜常摇

人身常摇动，则谷气消，血脉流通，病不生。譬犹户枢不朽是也。

——华佗

长期不正确的站姿、立姿、坐姿、睡姿，长时间玩电脑、玩手机、伏案工作，不正确的背包姿势，穿着内衣不当，熬夜等不良生活习惯，都会使人体肩颈部的韧带肌肉无法放松，肌肉僵硬，从而影响肩颈的血液循环，导致肩颈疼痛、关节屈伸不利、头晕、头痛、眩晕、失眠、多梦、记忆力减退等疾病。风、寒、湿等邪气侵入人体，肝脏功能下降，脾气暴躁、抑郁等不良情绪，以及甘肥厚腻等不当饮食都会影响气血循环，导致肩颈血液循环堵塞，诱发上述疾病。例如，临床上极常见的肩关节周围炎（简称肩周炎，又称粘连性关节囊炎），西医称冻结肩（frozen shoulder），中医称五十肩、漏肩风、肩凝症。中医用“漏”房子的“漏”，形容风、寒、湿从小的空隙中侵及人体，将其病因、发病机理、临床表现阐述得入木三分。又因绝大多数患者发病年龄在 50 岁左右，故又名“五十肩”，到了晚期形成“肩凝”。当然，西医也从现代医学的角度——肩关节囊及其周围韧带、肌腱和滑囊的慢性特异性炎症，将其命名为肩周炎。排外、排他是错误的，中西医各有所长，最明智之举是中西医结合。

东汉末年著名的医学家华佗善养生，他常言“人身常摇动，则谷气消，血脉流通，病不生”。那么，肩要如何摇动，才能血脉通，病不生呢？先人早已告诉我们答案。一是“左右辘轳转”，二是“左右开弓似射雕”。据传，从《内解》记载开始，至1870年刊印的《理瀹骈文》，都历经千余年的传承与发展。清代《急救广生集》说：“凡人坐久，常以两手按，左右转肩数十扭，则气血通畅，不生诸病。仙家以此法为‘辘轳双关’，最有功效。”这“辘轳双关”就是“左右辘轳转”。而说起“左右开弓似射雕”，大家或许并不陌生，现广为流传的“八段锦”版本中，就有这一式，其在宋代蒲虔贯所著的《保生要录》中已有详细文字记载。

1. 中医理论

头通天，脚踩地，肩颈位于人体最上截，也是人体大脑的总开关，其健康关系重大。人体后背分布着督脉、膀胱经等经脉（图9－1），而大肠经、三焦经、小肠经等经脉从肩部通过，并分布着多个重要穴位。如肩井，为手少阳经交会穴，主治头颈痛、肩背痛、肩凝等疾患；肩中俞，属手少阳小肠经，主治咳嗽、肩背酸痛、颈项僵硬、发热恶寒等疾患；肩外俞，出手太阳小肠经，主治肩背酸痛、颈项僵硬、上肢冷痛、偏头痛等疾患；肩髎，属手少阳三焦经，主治肩胛肿痛、肩臂痛、中风偏瘫等疾患。

肩颈疾患的保健预防和治疗，并不局限于此。如位于腋窝（有臂丛、腋动脉、腋静脉和淋巴结群）最高点的极泉穴，是手三阴经必经处，主治胁肋疼痛、肩臂疼痛等疾患；还包括四肢用穴，这是针灸界非常推崇的。为什么呢？原因之一是四肢分布有十二正经（即十二经脉），四总穴（足三里、委中、列缺、合谷），十二正经的原穴、络穴，六腑下合穴，奇经八脉穴，马丹阳十二穴，还有肘、膝以下的五腧穴。而它们具有运行气血、联结脏腑内外、沟通上下等功能。所以，“左右转肩数十扭，则气血通畅，不生诸病”。

我国民间流行“八把半锁”的推拿疗法，其原理也是由此而来。

2. 西医理论

肩关节(包括胸锁关节、肩锁关节、肩胛胸关节、盂肱关节)由于头大盂小(典型的球窝关节),其活动度为全身之首(图 10－1),也因此是最容易受伤的关节。其中,肌肉、肌腱、韧带、关节、骨、软骨、关节囊、滑囊神经、血管等,都可损伤。

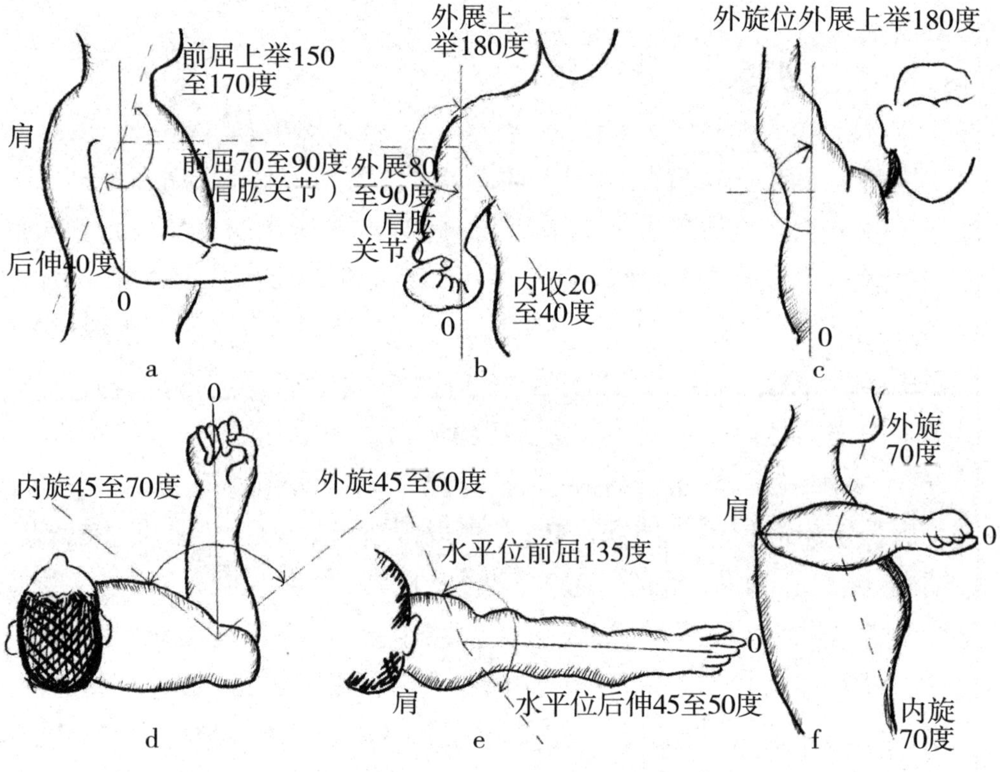

图 10－1　肩关节的活动度

首先,肩部的肌肉异常丰厚,形成所谓“肩袖”(由冈上肌、冈下肌、小圆肌、肩胛下肌的肌腱组成),美国针灸执照考试每年很爱考构成肩袖的肌肉。肩袖可对肩关节起稳定作用。其次,可从现代医学来认识中医为什么推崇四肢经穴。一是因为脊髓发出的31对脊神经都交织成丛，即颈丛、臂丛、腰丛、骶丛，并主要分布到颈部和四肢；二是因为肩关节的血液供应主要来自肩胛上动脉和旋肱前、后动脉的分支。简单来说，肩关节的血液供应来源于上肢的动脉，而通过“摇肩转膀”，可牵拉肌肉运动，调节肌肉的生理功能，缓解肌肉疲劳，改善肩颈僵硬；增强血液循环，提供足够的营养以保持肩关节的柔韧、舒展和灵活。

3. 操作方法

（1）以虎口部按摩后背引起肩关节“转辘轳”。双手半握拳，以虎口部（合谷穴）放腰后，沿督脉（后正中线）膀胱经Ⅰ线、Ⅱ线，用力搓下背部（同“第十二式 腰骶常搓”），同时引起肩关节原位转动，双臂、单臂均可。见图10－2。

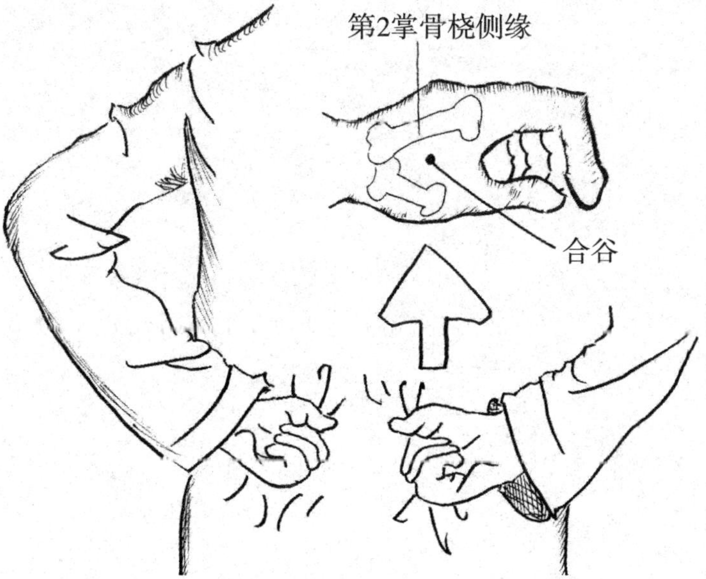

图10－2　虎口部按摩后背引起肩关节“转辘轳”

（2）一侧手跨过头顶揪对侧耳尖（详见“第二式 耳宜常拔”操作方法“揪耳尖”）。在大幅度（180 度）揪提对侧耳尖的同时，使肩、肘、腕及手部各关节得以灵活运动，带动肌肉、肌腱、韧带等运动，不仅可滑利肩关节，有效预防肩周炎，还可健全身。

（3）“左右开弓似射雕”，不仅可以增加肩关节各向运动幅度，矫正两肩内收等不良姿势，还可以改善胸椎、颈部的血液循环。①起势为左脚向左横跨一大步呈马步站式，两手轻握成拳，自然下垂。②两手握成竖拳缓缓上提至胸部，手臂与肩平。③左手握拳，示指、拇指呈“八”字形撑开作手诀状，缓缓向左平推，眼看示指；右手仍保持竖拳，右臂屈肘向右拉回，同时蹲马步。④左手轻握成拳收回，左右手收回至胸前，同时抬起身体，而后松开两拳，慢慢放下，回复到起势姿势。依此动作，唯左右相反，如此左右开弓 4 ~ 8 次。见图 10 – 3。

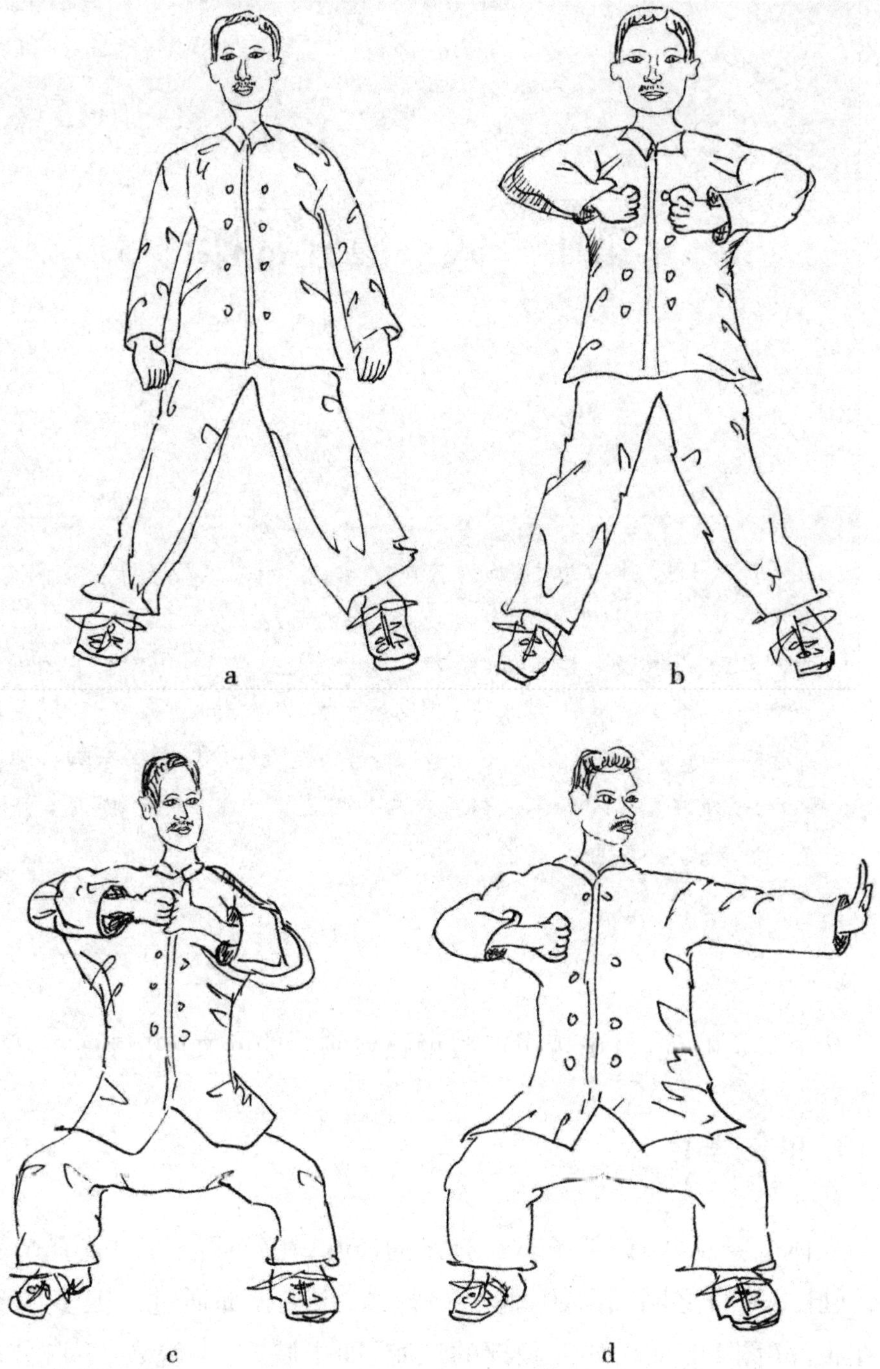

图 10－3　左右开弓似射雕

第十一式　腹宜常揉

黄乃土色，土位中央，庭乃阶前空地，名为黄庭，即表中空之义。吾人一身，自脐以上，为上半段，如植物之干，生机向上；自脐以下，为下半段，如植物之根，生机向下。其生理之总机关，具足上下之原动力者，植物则在根干分界处，人身则在脐，婴儿处胎，鼻无呼吸，以脐带代行呼吸之功用。及出胎后，脐之功用立止，而鼻窍开矣。神仙口诀，重在胎息。胎息者何？息息归根之谓。根者何？脐内空处是也。脐内空处，即黄庭也。

——《黄庭经》

从甲骨文时代，就出现了摩腹增强胃肠功能的文字记载。

1. 中医理论

人体全身总共有14条有经有穴的经脉，在腹部经过的就有6条。其中，任脉主一身之阴，肝、胆、脾、胃、肾经，均从腹部通过。很多重要穴位也在腹部（图11－1），如上腹部的三脘，即中脘穴、上脘穴、下脘穴（同属任脉，处于中焦胃脘部，都能治疗胃脘部病变，但各有偏重），胃经的梁门穴，肾经的阴都穴，肝经的章门穴（为脏会穴，统治五脏疾病），胆经的日月穴，脾经的腹哀穴。而中脘穴深处为胃，胃为六腑之首，八会穴中的腑会。针灸、推拿、按摩此穴对所有腹部空腔脏器疾病的预防和治疗均有显效。中腹部的神阙穴属任脉腧穴，任主胞胎，主一身之里。该穴可大补元气，复苏固脱，温补元阳，健运脾胃，为历代医家的保健要穴。下腹部的阴交穴、气海穴、关元穴、中极穴、曲骨穴都极为常用，有效。尤其关元穴，又称“丹田”，为任脉腧穴，小肠之募穴，足三阴经与任脉的交会穴，又是三焦之气所生之处，其深部是男子藏精、女子蓄血之地。丹田乃人生之关要，真气之所存，元阴元阳交关之所，它对防病强身，吐故纳新，固精止带，调血暖宫，温经散寒，回阳固脱，补益气血，培肾固本，分别清浊等方面的作用深远，临床应用极广。因此，常揉腹部不仅可促进腹腔脏器的健康，而且对全身健康、防病、治病都有不可估量的神奇作用。

当然，也要注意禁忌证。如腹主动脉瘤、腹外疝等疾病，以及妇女妊娠，揉腹应极为谨慎，或禁揉。

2. 西医理论

腹部俗称为肚子，位于胸部与盆部之间，包括腹壁、腹腔及其脏器。腹部结构极其复杂，包括胃、肝、胆囊、脾、胰、肾、肠、阑尾、膀胱、子宫及其附件（女性）等内脏器官（图 11－2），囊括了消化系统、泌尿系统、生殖系统，血供丰富。从图 11－3 可清楚地看到腹部的肌肉和神经分布，以及腹部的血供情况。所以，腹部推揉，不但可以刺激神经系统，调整内脏功能，而且可以刺激大血管及胃肠血管。

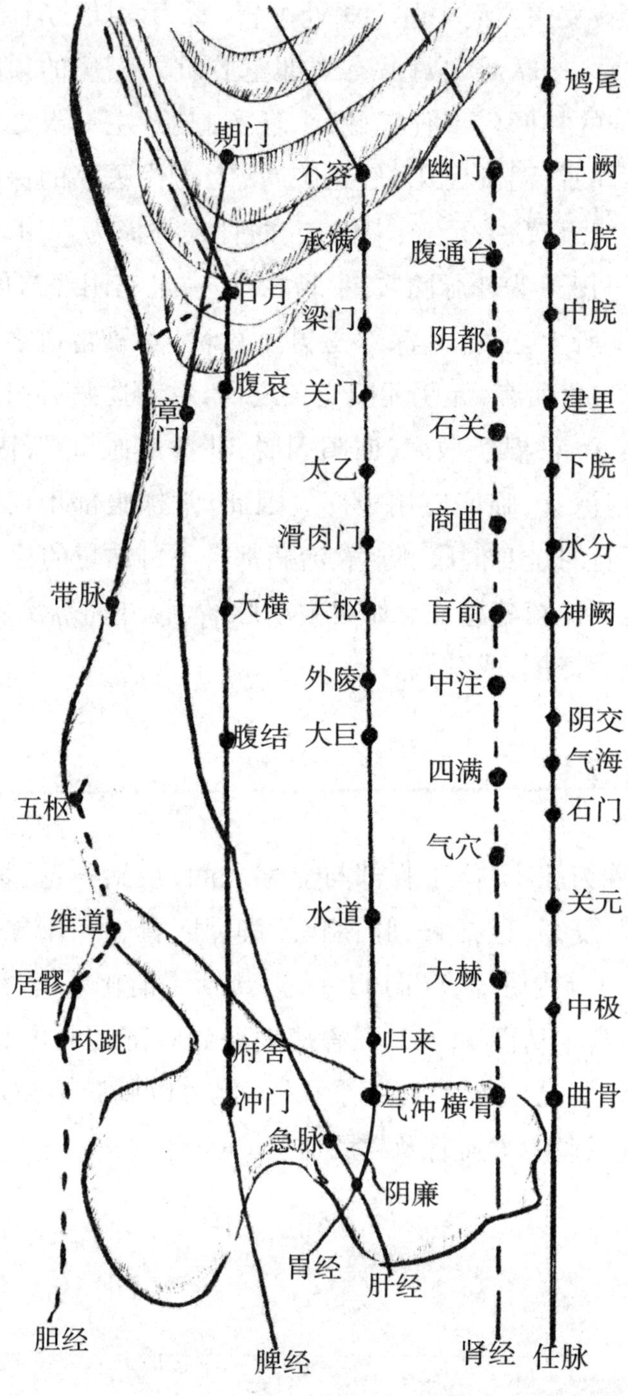
鸠尾
期门
不容
幽门
巨阙
承满
腹通谷
上脘
日月
梁门
中脘
阴都
腹哀
关门
建里
章门
石关
太乙
下脘
商曲
滑肉门
水分
带脉
大横
天枢
肓俞
神阙
外陵
中注
阴交
腹结
大巨
气海
四满
五枢
石门
气穴
关元
水道
维道
大赫
居髎
中极
环跳
府舍
归来
冲门
气冲
横骨
曲骨
急脉
阴廉
胃经
肝经
胆经
脾经
肾经
任脉

图 11－1　腹部经穴

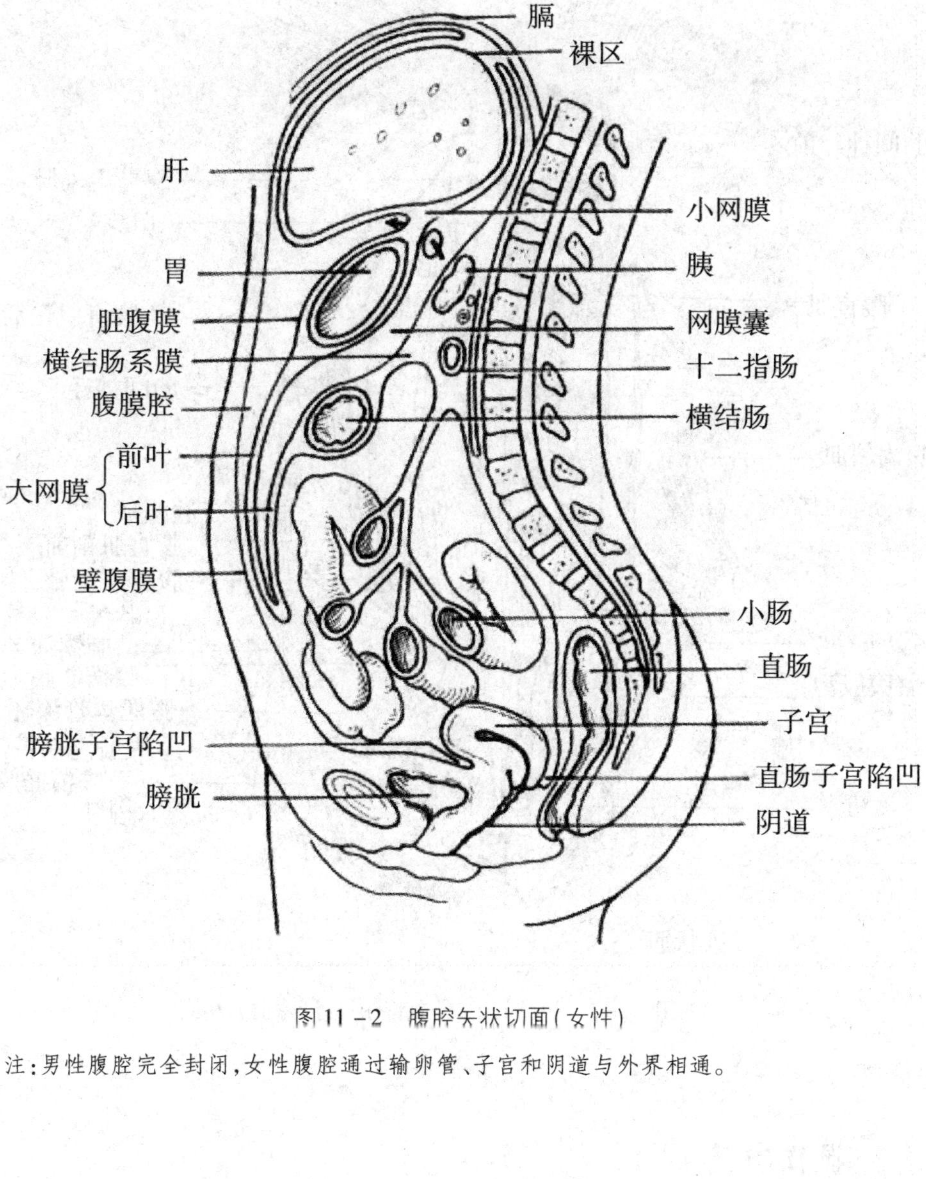

图 11－2　腹腔矢状切面（女性）

注：男性腹腔完全封闭，女性腹腔通过输卵管、子宫和阴道与外界相通。

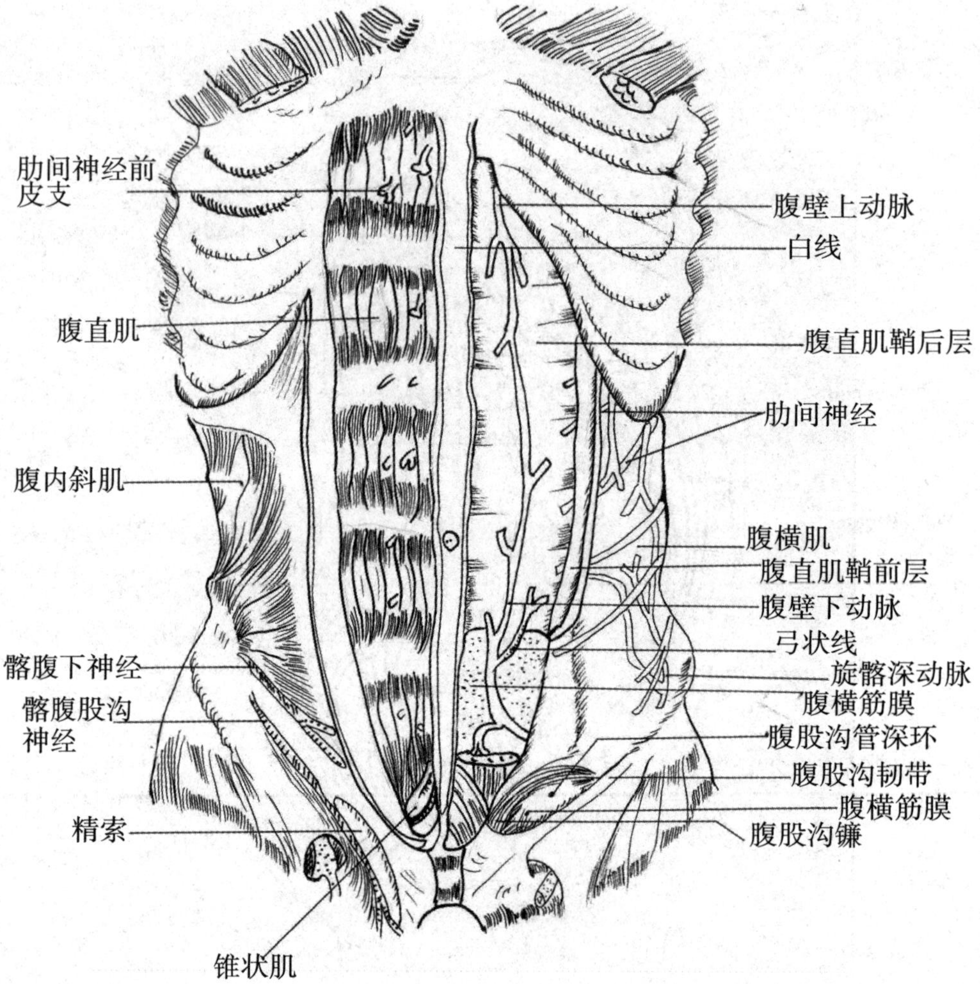

图 11－3　腹部的肌肉、血管和神经(深层)

3. 操作方法

(1)双手搓热,用手掌从上腹经脐向下推揉达小腹,反复 36 次。

(2)双手掌重叠顺时针揉上腹、中腹(以脐为中心)、下腹各 2～3 分钟。透热为度。

第十二式　腰骶常搓

> 腰者，肾之府。
>
> ——《素问·脉要精微论》

在明代大学者高濂所著的养生名著《遵生八笺》八段锦导引法图中，就有“闭气搓手热，背摩后精门”，并配有“摩肾三十六”图（图 12－1）。据《伤科秘要》所说，该法为海和老僧所传，原题“摩内肾”，先要闭气，将两手心搓热，向背后擦肾经命门穴三十六，可免腰痛。

1. 中医理论

2000 多年前，《素问·脉要精微论》就说：“腰者，肾之府。”肾藏精，故肾为先天之本。《古今图书集成医部全录》曰：“腰脊者，身之大关节也，故机关不利而腰不可以转也。”《金匮翼》说：“盖腰者一身之要，屈伸俯仰，无不由之。”腰部的重要性，不言而喻。

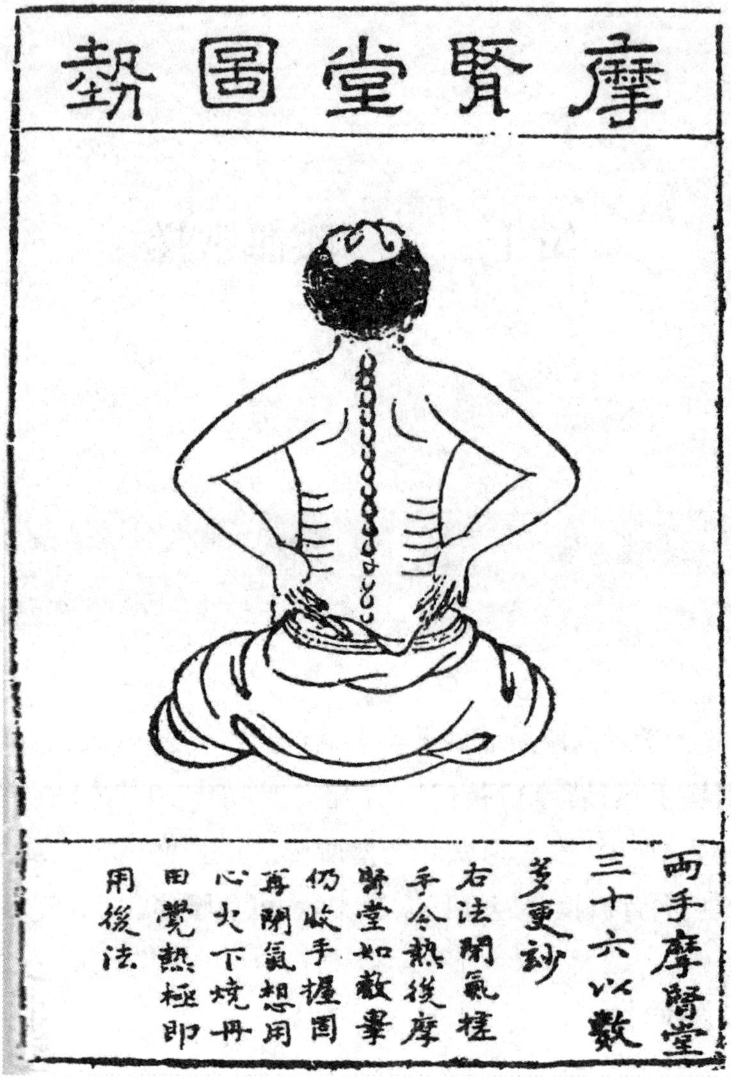

图 12－1　明代摩肾图

（引自《遵生八笺》甘肃文化出版社）

我们且看腰脊经穴。"命门"乃生命之门，又称精宫、属类、竹杖，本穴恰在两肾中间，在十四椎（即第 2 腰椎）棘突下缘。简易取穴方法：内裤松紧带勒痕与脊柱相交第 4 腰椎棘突，再向上数两个棘突，即是命门穴。此为督脉经穴，乃本经经气所发，正当两肾之间是人体生命的重要门户，故曰命门。它有培元宜肾、壮阳固精、强腰健膝、舒筋活络、止带止泄之功，主治阳痿、遗精、早泄、白浊、赤白带下、痛经、遗尿、尿频、痔血、脱肛、泄泻、腰脊强痛、膝冷乏力、下肢麻痹等，应用十分广泛。

命门穴旁开1.5寸，即旁开三横指，左右各一为肾俞穴。本穴为肾气转输、输注的地方，又是治肾之重要腧穴，故名肾俞。本穴有益水壮火、滋补脑髓、明目聪耳、强腰健膝、温阳化气、利水渗湿之功，主治遗精、阳痿、尿频、尿闭、月经不调、带下、腰酸膝软、眩晕、耳鸣、耳聋、水肿、腹泻、肚腹胀满等。《针灸资生经》说，简易取穴法，以平脐为准。但明朝针灸大师高武认为"肥人腹垂则脐低，瘦人腹平则脐平"。孕妇随着妊娠月数脐更有多变。他认为当时针灸经常出现取穴谬误，所以自制铜人三具，男、妇、幼各一具，以此练针。而腰宜常搓，不是针灸要求定位准确，仅屈肘后伸搓背即可。

2. 西医理论

从现代解剖学来看，脐与第3腰椎下平齐，但从原始资料看均为美国书籍，这可能与美国人"肥人腹垂则脐低"，而我国人"瘦人腹平则脐平"有关。精确定位应以双髂脊最高点连线通过第4腰椎棘突下缘分界，再向上查两个棘突，即是第2腰椎，其棘突下缘为命门穴，两侧旁开1.5寸，即是肾俞穴。笔者在多年临床实践中发现，双髂脊最高点连线恰恰在内裤松紧带勒出的痕迹水平，此处平第4腰椎棘突，再向上两个腰椎棘突下缘，即为命门穴。

从现代解剖学来看，肾俞恰恰在脊髓的终点处。大脑是全身的司令部，脊髓可看成小司令部和全身的信息网络。脊髓全长粗细不等，有两处膨大，在上方的称为颈膨大，在下方的称为腰骶膨大。膨大的形成是由于内在的神经元（神经细胞）、上下行的传导通路以及交互通路的神经纤维超密集所致。脊髓的下终端恰在腰部，成人为第1腰椎下缘，新生儿则在第3腰椎下缘。脊髓的下终端因变细呈圆锥状，称为脊髓圆锥，包括3～5骶椎和尾椎。脊髓圆锥在临床上有很大意义，恰与中医命名的意义相符。当脊柱骨折时，发生在命门（第 2 腰椎）以上常造成截瘫，后果严重；而发生在命门以下损伤的则是马尾神经（脊髓圆锥有马尾神经包围），通常截瘫概率较低。图 12－2。

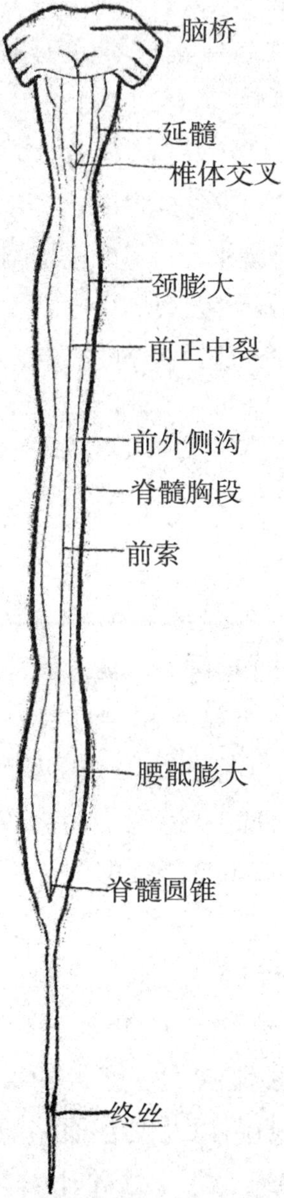

a.脊髓的外形

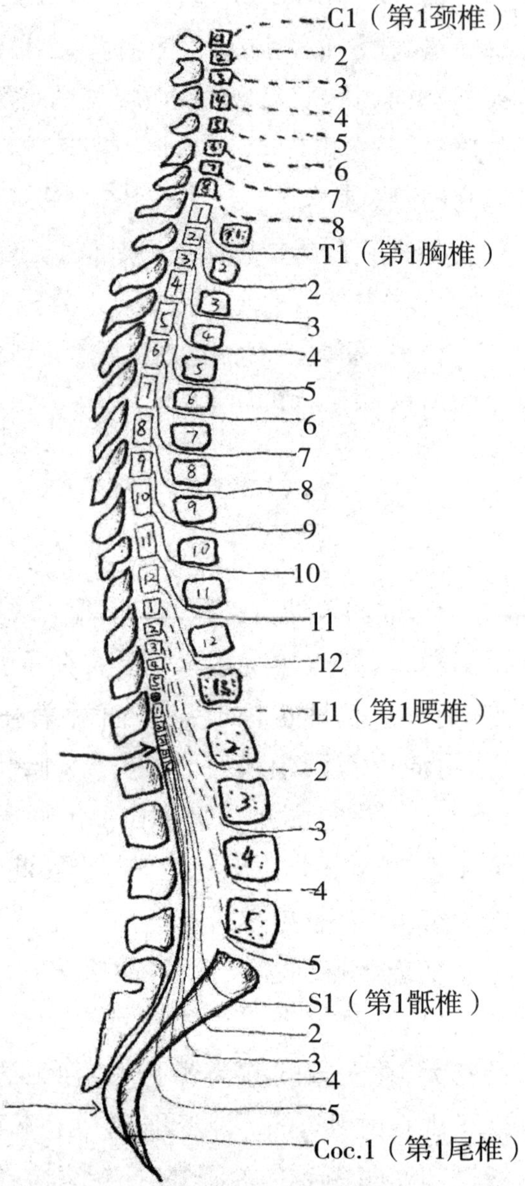

b.脊椎与脊髓节段水平

图 12－2　脊髓

人有31对脊神经，通往上、下肢的脊神经密集成丛，即颈丛、腰丛、骶丛（图12－3）。

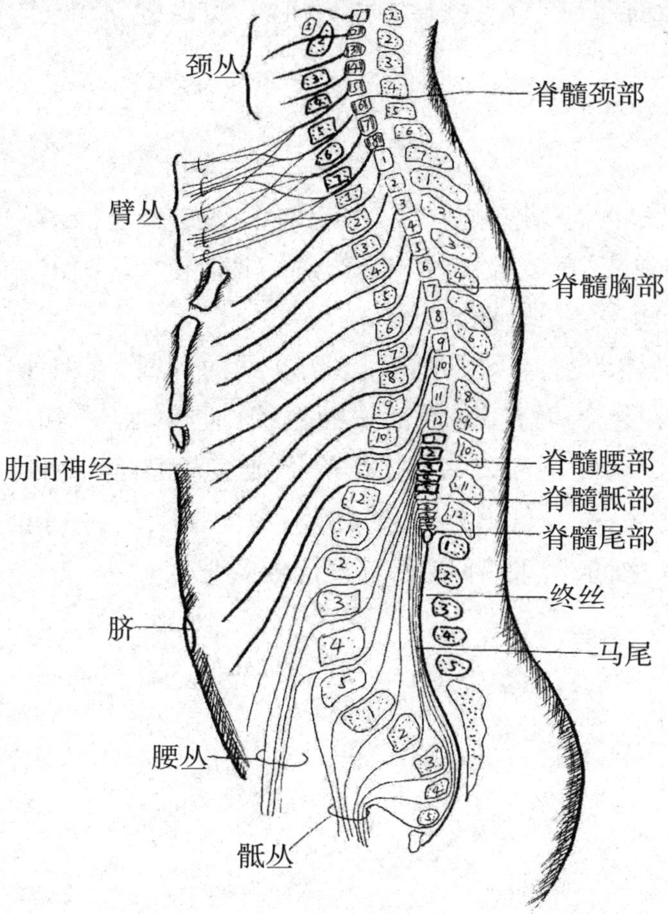

图12－3　脊髓的节段

现代医学把人体的两大神经系统，即躯体神经系统和植物神经系统（内脏神经系统）已经研究得十分清楚。我国古老的养生学，包括导引和气功都是从实践中逐渐摸索、完善并经实践验证的，十分有效，是传承了几千年的瑰宝。全世界多少有钱、有势的高位截瘫病人捐出上亿元，投在西医科研中，而对导引和气功知之甚少。

其实，导引和气功被某些骗子搞臭了，如"沈阳一发功，广州就下雨"

"隔墙诊病"之类。如果真有如此神奇,那还要医院、科研干什么,找一两个气功大师发功就好了。

科学和真理早已存在,只是等待去研究、去发现。

3. 操作方法

腰骶常搓:坐姿、站姿不限,双手半握拳以虎口部(合谷穴)放腰后,沿督脉(后正中线)膀胱经Ⅰ线、Ⅱ线,用力搓下背部(图 10－2 虎口部按摩后背引起肩关节"转辘轳")。

用力后搓腰背督脉及膀胱经Ⅰ线、Ⅱ线的同时,不但作用力方和反作用力方相互受益,而且,随着动作的熟练,肌肉、关节、肌腱、韧带的可塑性极大,按摩幅度也可渐大。按摩从腰骶逐渐延伸到中、下背部,使更多内脏尝到甜头,并且可增大肩、肘、腕关节的灵活度,一举多得,奇妙无穷！绝无夸大之词,"润物细无声",慢慢体会吧。

第十三式　肛宜常提

> 一吸便提，气气归脐；一提便咽，水火相见。
>
> ——李真人长生十六字诀

葛洪的养生之法，深得孔子的高度赞扬。其五式功法里即有“护元提肛——调肾疗法”：足跟缓慢抬起，收紧肛门肌肉，然后迅速落下，落下时放松肛门肌肉，抬足跟时吸气，落足跟时呼气。反复操作7次。

明代高濂在《遵生八笺》就引用唐代李真人长生十六字秒诀：“一吸便提，气气归脐；一提便咽，水火相见。”把这十六个字称为十六锭金，其中“吸”“提”“归脐”的深刻含意，也再次验证了《黄庭经》提出的“神仙口诀，重在胎息。胎息者何？息息归根之谓。根者何？脐内空处是也。脐内空处，即黄庭也”。

1. 中医理论

2000多年前发现的经络穴位之中已有骶骨部、臀部经穴（图13－1）。

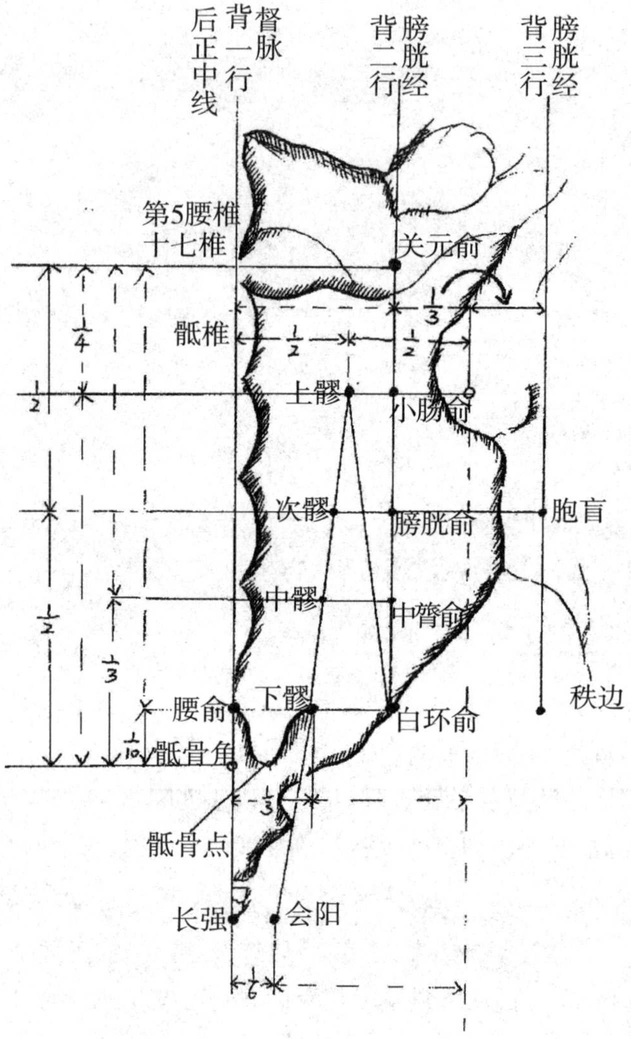

图 13－1　骶后孔与八髎穴吻合

督脉的长强穴、腰俞穴（恰在骶管孔），膀胱经的上髎穴、次髎穴、中髎穴、下髎穴，就是骶后孔。临床上针灸极其常用这一组穴位，它们不仅可以有效地治疗盆腔及其周围组织器官的疾病，如泄泻、便秘、便血、痔疾、脱肛、大小便不利、月经不调、带下、阴挺（子宫脱垂）等，也创造出治疗许多全身疾病的奇迹，如腰脊强痛、腹痛、下肢痿痹等。何谓“长强”？循环无端谓之长，它与会阴穴一起打通任督二脉通调阴阳，通过肾俞穴

(骶管裂孔)与百会穴(百会治百病)相应。一上一下,一阴一阳,一子(子时)一午(午时)。《黄帝内经》曰:“阴阳者,天地之道也,万物之纲纪”“阴平阳秘,精神乃治;阴阳离决,精气乃竭”。天下无敌谓之强。

1973 年湖南马王堆出土的竹简和帛书,即有按摩臀部而治疗癃闭(前列腺肥大引起尿潴留)的记录。

中国民间流传很广的“八把半锁”推拿疗法,其“半锁”即是会阴穴,因穴居二阴之间故称会阴。本穴隶属任脉,又是任脉、督脉、冲脉的交会穴,一穴可调三经之气。

2. 西医理论

俗话说,十人九痔。长时间以坐姿工作的人员,肛门处于体干最低位,在重力作用下,致使直肠、肛门静脉丛长期瘀血、回流不畅。妇女妊娠次数过多,孕期胎儿的发育使增大的子宫长时间压迫直肠上、下静脉丛,使直肠末端黏膜下和肛管皮肤下静脉丛发生扩张和屈曲,形成柔软的静脉团。另外,多次顺产还会造成会阴部损伤以及肌肉、韧带的松弛,诱发脱肛、子宫脱垂。肝硬化病人门静脉回流受阻,引起门静脉高压,导致侧支循环逆流,痔静脉瘀血怒张,形成极其难治的痔疾。长期大量酗酒,很易得酒精性肝硬化,导致门静脉高压,进而也会继发严重、难愈的痔疮(图 13－2)。如患痔疾 21 年的苏东坡,常年为其所苦。东坡谪居惠州,在与友人往还信中,便屡屡谈到困扰自己的这个隐疾:“某近苦痔,殊无聊,杜门谢客,兀坐耳。”连诗词文赋都写不出来了,因为“苦痔无情思耳”。另外,老年人中气下陷,造成齿状线上下痔静脉丛怒张,也会形成内痔、外痔、混合痔。

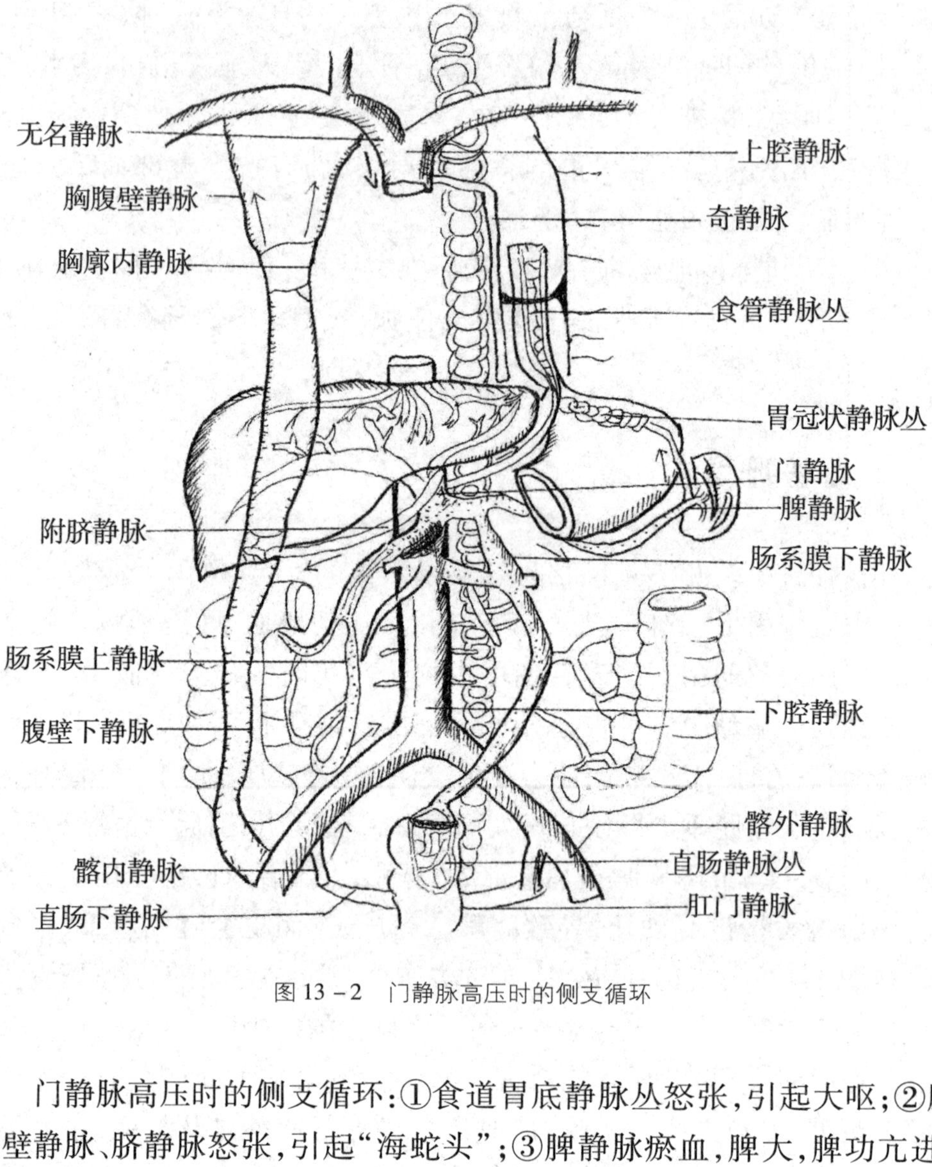

图 13－2　门静脉高压时的侧支循环

门静脉高压时的侧支循环:①食道胃底静脉丛怒张,引起大呕;②胸腹壁静脉、脐静脉怒张,引起“海蛇头”;③脾静脉瘀血,脾大,脾功亢进;④内脏及腹膜后静脉丛瘀血加重腹水,引起“蛙腹”。可见,这种痔疮靠提肛未必有效,因为肝硬化病根未除,门静脉高压未解除,痔静脉怒张难改善,“常提肛防痔疮”的效果也是有限的。不仅如此,由于局部血循环不畅,氧含量下降,抗病力也下降,患肛裂、肛窦炎、肛乳头炎、肛周围感染、肛瘘、脱肛、子宫脱垂、直肠癌、肛管癌等疾病概率大增。

其实,“常提肛防痔疮”的认识很狭隘,其深刻的理论基础还在于提肛能带来全身益处。从人体体表神经来看，肛门周围是最低位。第5、第4、第3骶椎都在肛周，而人体直立为什么不是足在最低神经节段？这很容易从人体胚胎的发生、发展看出。

从母体子宫内3周半胎儿经脐带与母体相连（图13－3），可以清楚地看到前阴（尿道、男女外生殖器）通过脐尿管经脐、脐带与母体相连；后阴经卵黄管把消化道与脐、脐带与母体相连。而母血主要经肝脐静脉从母体胎盘来血，再经肝静脉达下腔静脉，送至胎儿心脏，再经心搏血到胎儿全身，最后经双髂内动脉返回到脐带、胎盘，再到母体。6周胎儿，1.5厘米（0.6英寸）的胚胎可见躯体骶尾部最低，而四肢只是四个小胚芽。

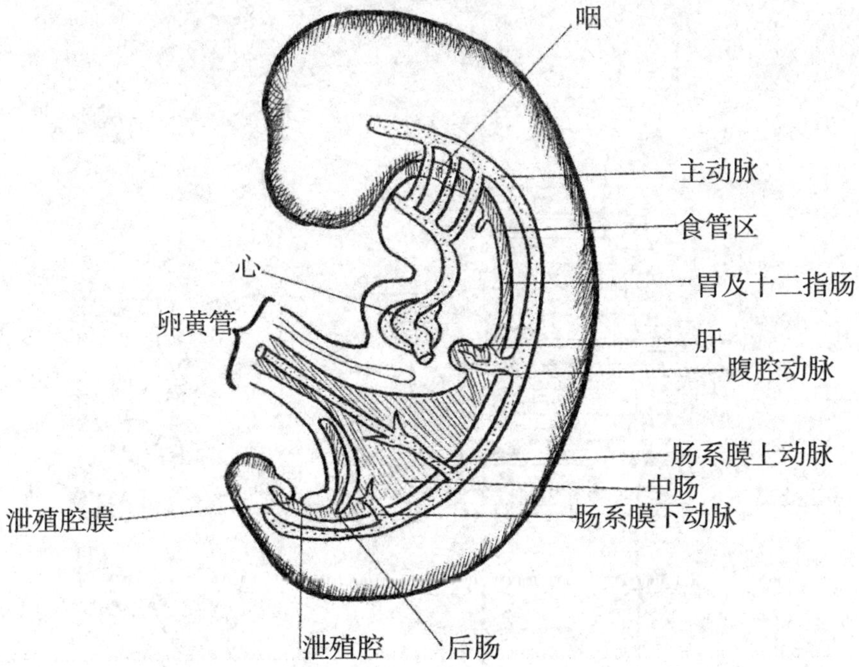

图13－3　3周半胎儿

本式是讲“肛与健康”，当然离不开会阴。养生防老除了头脚先养、先防外，就是“常提二阴换健康，常搓骶尾可延年”，这一点从全身的躯体和内脏神经支配，可看得一清二楚。如图13－4可见，骶丛即从骶后孔发出的骶2～4（即中医的上、次、中、下髎左右共8穴），支配盆腔全部脏器，可有效预防、治疗盆腔诸病。

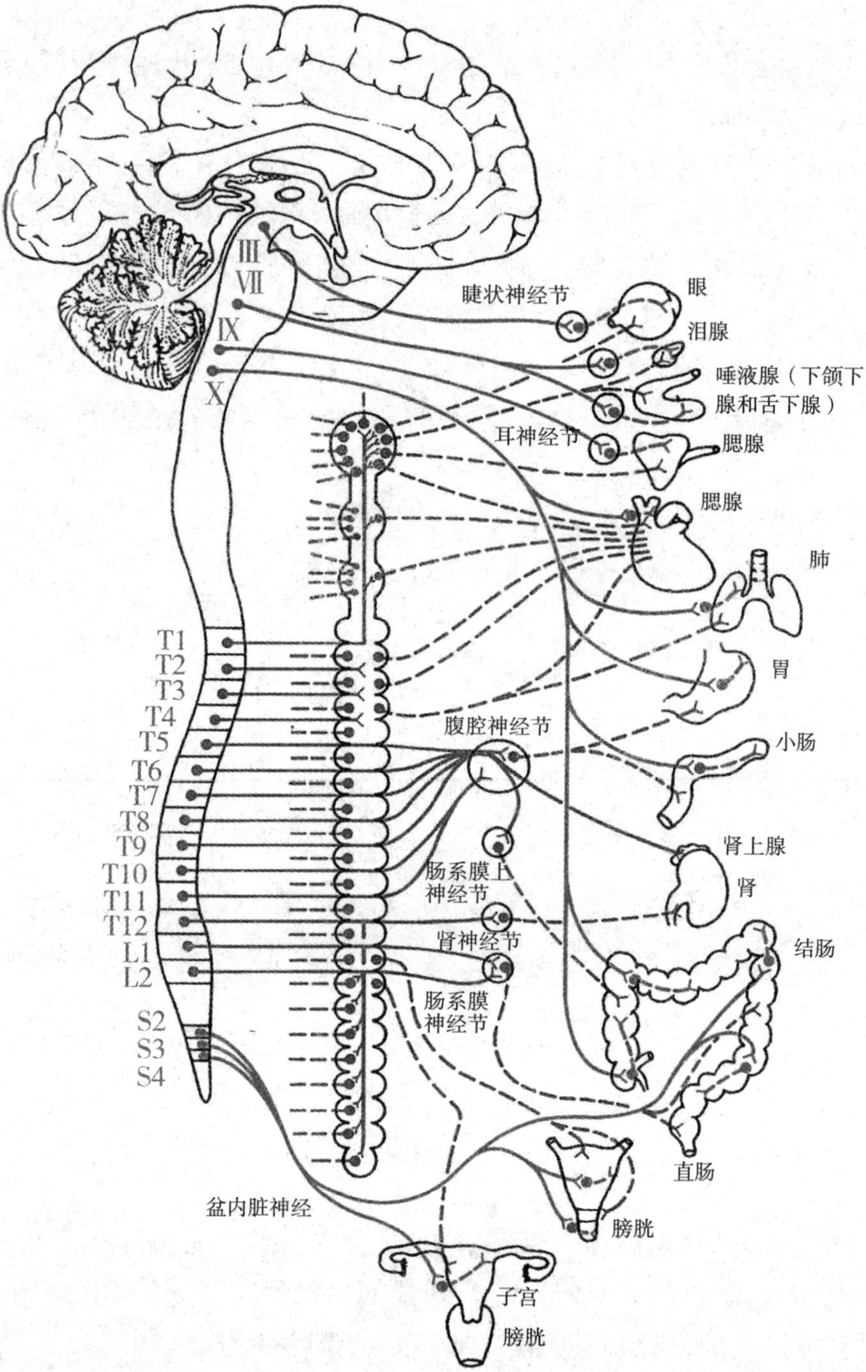

图 13－4　植物神经内脏分布

（引自《Clinical Anatomy for Medical Students》）

中医学几千年来把巅顶谓之阳，百会乃诸阳之会。而把下体前阴男女生殖器、后阴肛门之间称之为会阴。而打通任督二脉，即“小周天”，恰恰可使阴阳平衡，阴平阳秘，百病不生。但是，人们常常注意头部较多，注意骶尾不足。然阴阳不可偏废。从图 13－4 我们即可清楚地看到，迷走神经—粗大植物神经与食管、气管伴随直达胸腹腔，支配几乎全部内脏，然而，终未能得全，支配从横结肠下半段以下的全部盆腔脏器的神经均由骶 2～4 发出。可见，“常提肛”“腰骶常搓”（第十二式）的重要性。

当主动提二阴时，会阴部的肌肉、动脉、静脉、躯体神经、植物神经、淋巴都受到刺激，得到调整。

3. 操作方法

不拘时间、体位、次数，主动发出提前阴（即男女外生殖器，在男性为阴茎、睾丸和尿道，古代称之为外肾；在女性为外阴、阴道和尿道）和后阴（肛门）的指令，使二阴收缩、上提。“肛”这里只是“二阴”的代名词，通俗易懂，言简意赅。

第十四式　膝宜常蹲

一足蹋高，一足稍下，向前后掣（拉动）之，更为之各二七（十四次）。无病亦常为之，万疾不生。

——老子导引十三式

“膝常蹲”相当于古时八段锦中的最后一段“马步七颠百病消”，宋代蒲虔贯《保生要录》中就有详细的文字记载，距今已有800多年历史。且看跑马七颠中肩、肘、腕、髋、膝、踝全身六大关节，上百的滑囊关节都得到运动，有滑利关节、疏通经络、运行气血之功，五脏六腑均跟着受益。

1. 中医理论

肝肾不足致气血亏虚，使筋骨失于濡养；关节软骨受损或受风、寒、湿等致使气血瘀积，都会导致膝关节不利。“膝常蹲”不仅可以活动关节，有效刺激穴位，拉伸经脉，起到滑利关节、疏通经络、运行气血的作用，使五脏六腑受益，还可以增强下肢能力，有效预防和治疗膝部疾病。如传统针灸下肢点的髀关穴，其实质就是刺激腹股沟区的大神经、血管；针灸双腘窝的委中穴、委阳穴，实质就是刺激腘窝部的大神经、血管；小腿外侧的足三里穴，为足阳明胃经的主要穴位之一，对其针灸实质就是刺激浅层的腓肠外侧皮神经，深层的胫前动、静脉（分支或属支）；跟腱两侧的昆仑穴、太溪穴，前者为膀胱经经穴，后者为肾经原穴，二者一内一外，一里一表，一脏一腑，效力非常。据北京鼓楼中医医院张士杰（人送雅号“张太溪”）所著的《太溪穴专论》，太溪穴能治疗60多种疾病，对老年人肾虚有补肾、强腰、健体之功。踝部周围还有“三阴交”，顾名思义是足三条阴经交会穴，又号称“妇女长寿穴”，对许多妇女病有良效。踝部还有照海穴、仆参穴，可通阴跷、阳跷。

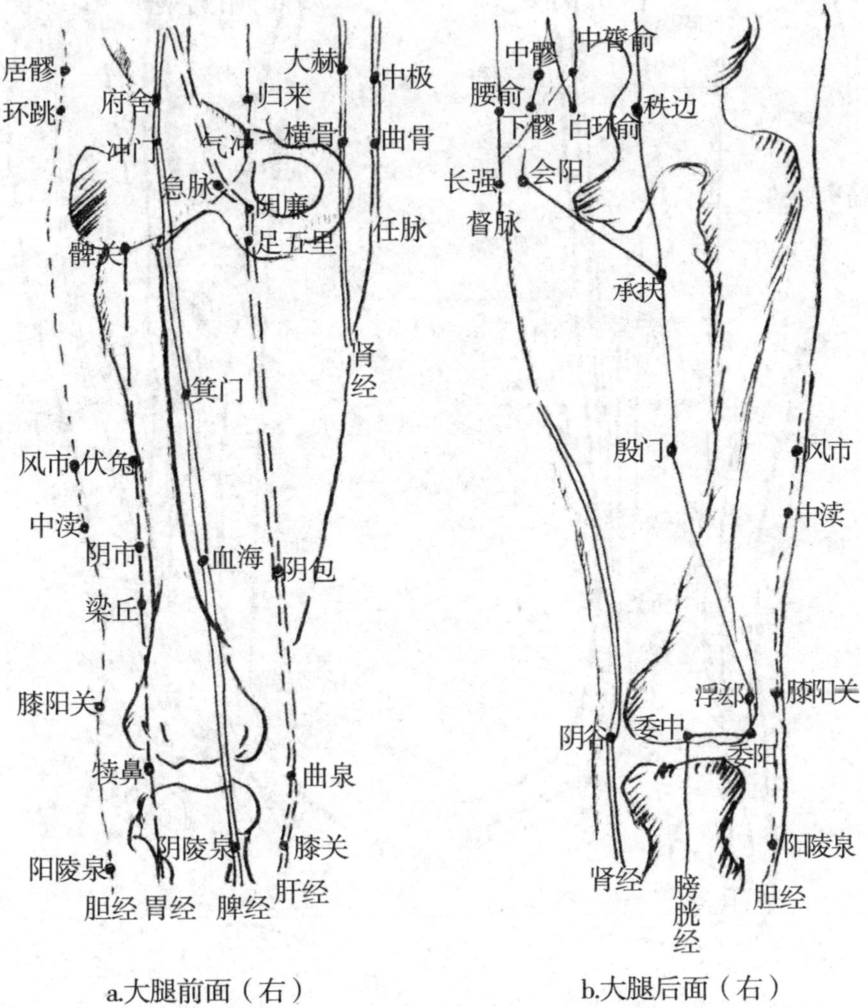

a.大腿前面（右）　　b.大腿后面（右）

图14－1　大腿三阴经、三阳经腧穴

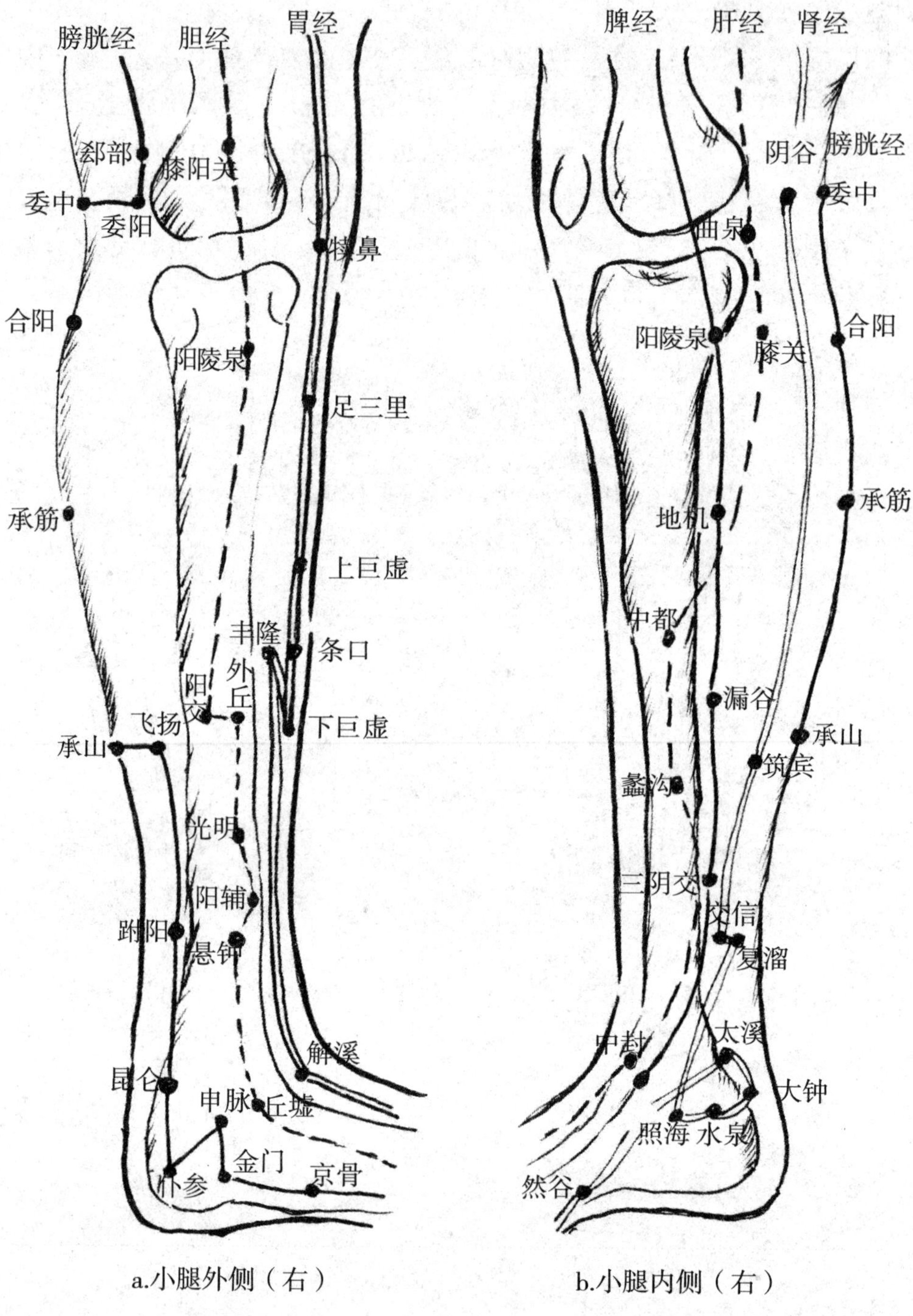

图 14－2　小腿三阴经、三阳经腧穴

2. 西医理论

美国著名杂志《时代周刊》以红肿的膝关节作为封面主题，撰文指出，美国大约有5000万人正遭受关节疼痛、红肿、无力、弹响、骨刺及骨质疏松的痛苦，到2020年，将有1/3的美国人罹患关节及骨骼疾病。

膝关节是人体最大、最复杂的关节，它的运动模式并非简单的屈伸运动，而是兼有屈伸、滚动、滑动、侧移和轴位旋转的、复杂的、多自由度的运动模式，这是膝关节复杂的解剖特点所决定的。膝关节的活动主要是靠前、后十字韧带，内侧韧带，外侧韧带（包括髌韧带，则膝关节共有5条韧带），关节囊及附着于关节附近的肌腱提供关节稳定性；关节中间内、外侧各有一块重要的半月板，除了可以吸收部分关节承受的负重外，亦可增加关节的稳定性；借由位于关节前后肌肉群的拉动，让关节可以弯曲及伸直。见图14－3。

膝关节囊是全身最大的关节囊，髌上囊是全身最大的滑液囊，与膝关节相通，是天然"滚珠"轴承，位于股四头肌腱与股骨下端，伸膝时以适应巨大外力。滑膜有极丰富的血管、淋巴、神经，滑膜细胞分泌大量滑液，以濡养、润滑、滑利关节，供给没有血供的关节软骨，减少关节摩擦、维持关节液的动态平衡、散发热量、保持正常酸碱度。

可以说，膝关节连带大腿与小腿成为下肢运动的枢纽。换言之，膝关节的运动可带动整个下肢的运动，当膝关节下蹲，这一简单动作即可带动髋、膝、踝、足部各关节，以及肌肉、韧带、肌腱运动，从而挤压血管，加快血液循环，刺激躯体神经系统、植物神经系统（交感和副交感神经）。

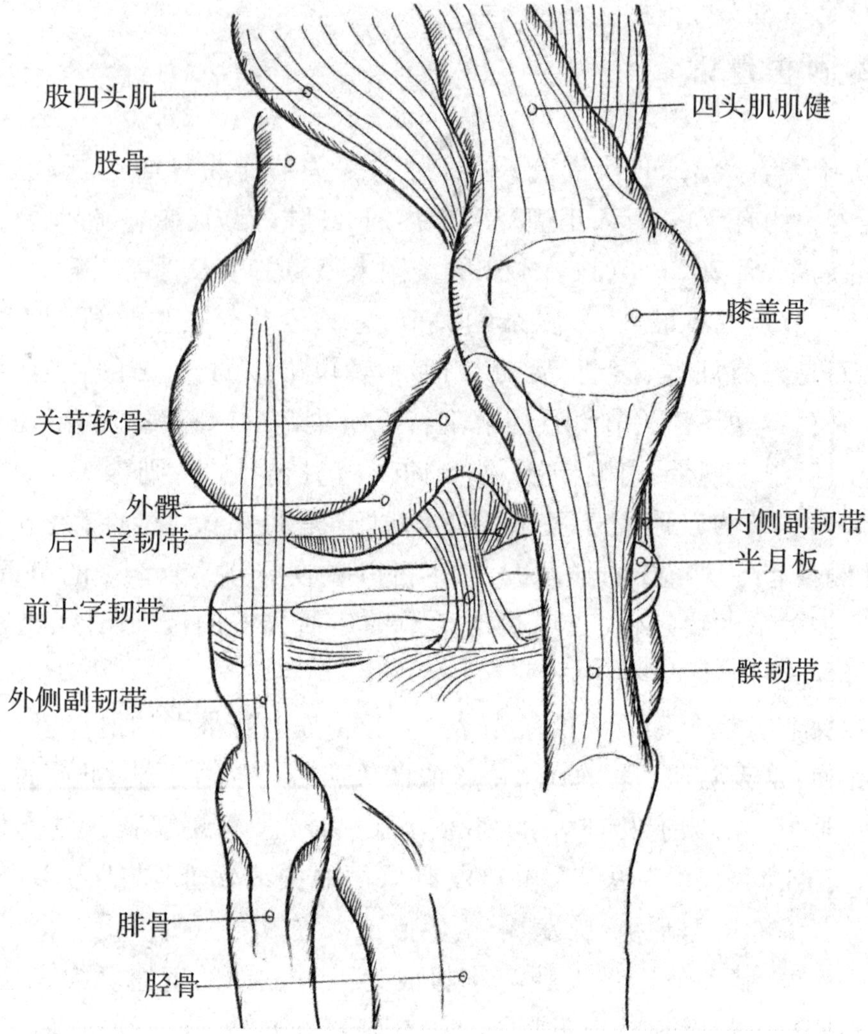

图 14－3　膝关节的结构

3. 操作方法

(1)双膝关节自然下蹲,次数、快慢和幅度量力而行。

(2)马步七颠百病消(图 14－4):左脚向左横开一步,屈膝下蹲成马步;左手屈肘平屈于胸前,握拳,掌心向下,如拉马缰绳状,右手斜举于右侧，握拳，掌心向下，如持马鞭状；两足跟同时快速起落，反复多次，其次数可根据个人体质而定。

(3)完全无力下蹲者，膝关节的主动和被动运动也是必需的。膝关节完全不能动者（如做了石膏固定），股四头肌功能锻炼是十分必要的。暗使劲儿，膝关节不动，收缩股四头肌，从而带动髌骨上下运动。

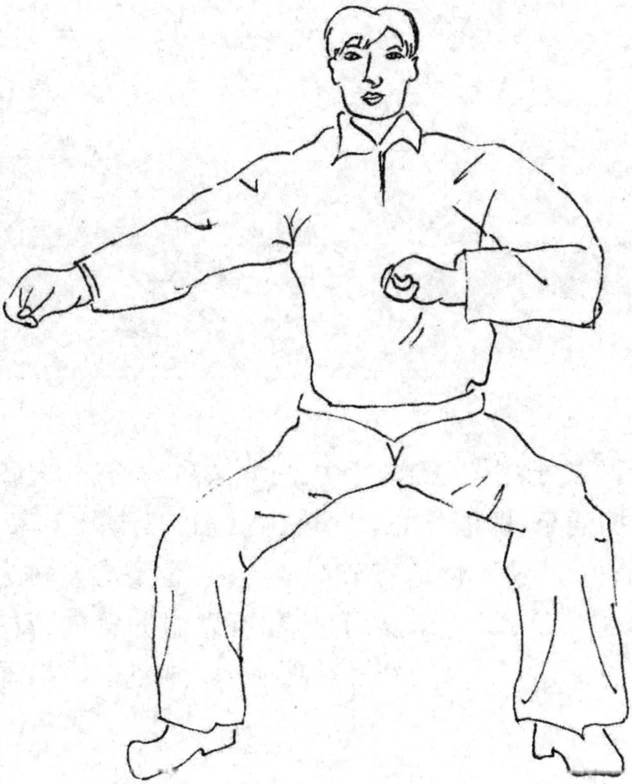

图 14－4　马步七颠法

第十五式　足宜常摩

> 天地之间人为贵，头象（像）天兮足象（像）地。
>
> ——孙真人《卫生歌》

《修龄要旨》长于用按摩结合导引的方法防病治病，记载有“擦涌泉”的养生方法。擦涌泉，即擦足心。每晚睡觉前，盘脚坐于床上，手握住脚趾，另一手摩足心，不快不慢地有节奏地摩擦，至足心发热为止。涌泉穴是足少阴肾经的穴位，坚持摩擦涌泉穴，可以温养肾气，肾气充足，就能体健寿延。擦涌泉还可引血下行，对高血压、神经衰弱都有良好的防治作用。

1. 中医理论

人体共有6条经脉通过足部：足太阴脾经、足少阴肾经、足厥阴肝经（即足三阴经），属里，循行方向均由足部经过下肢内侧、腹部抵于胸部；足阳明胃经、足太阳膀胱经、足少阳胆经（即足三阳经），属表，循行方向均由头部经过躯干部、下肢外侧抵于足部（图15－1）。由此不难理解为什么按摩足部可以疏经通络、调理五脏六腑了。

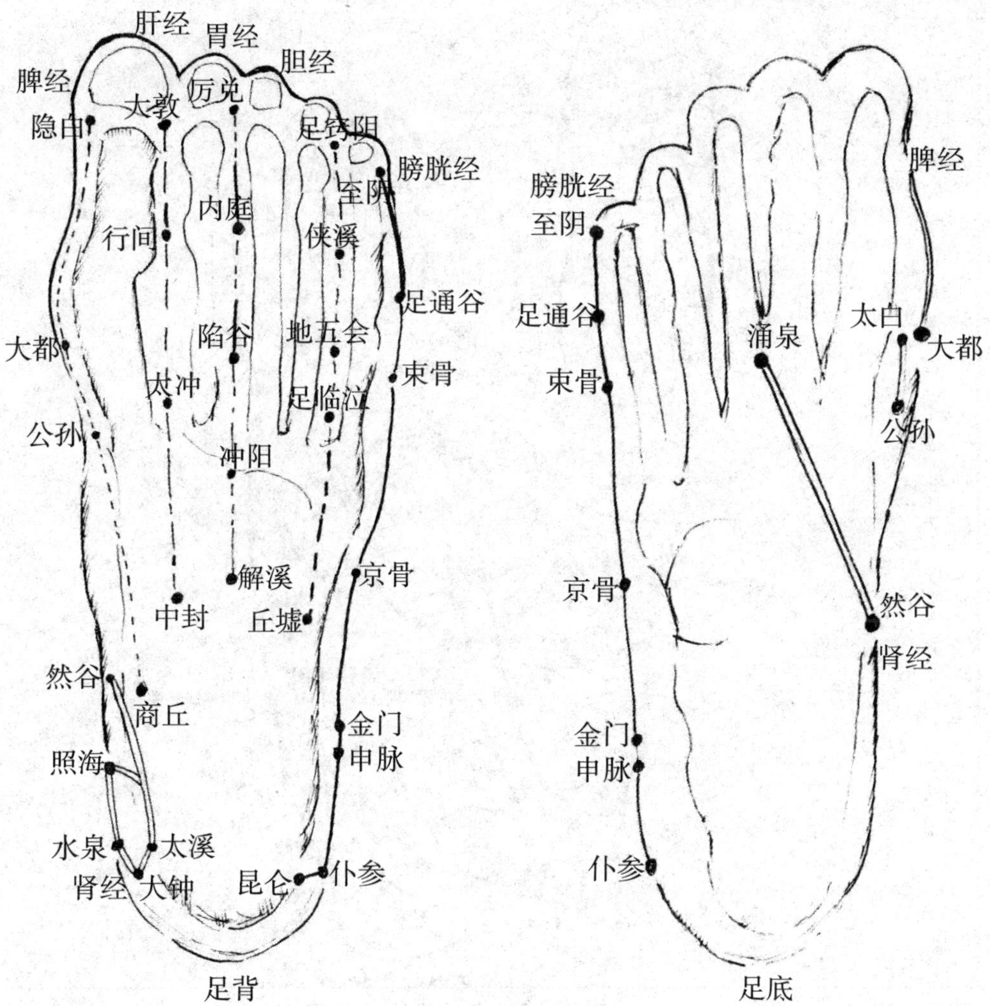

图 15－1 足部经穴

也因此，足底有对应五脏六腑的反射区（图 15－2），通过按摩相对应的部位可以调整器官功能的状态。而足内侧反射区与脊柱、脑、甲状腺、甲状旁腺、肺、胃、胰、十二指肠、肾等内脏分区相合（图 15－3）。

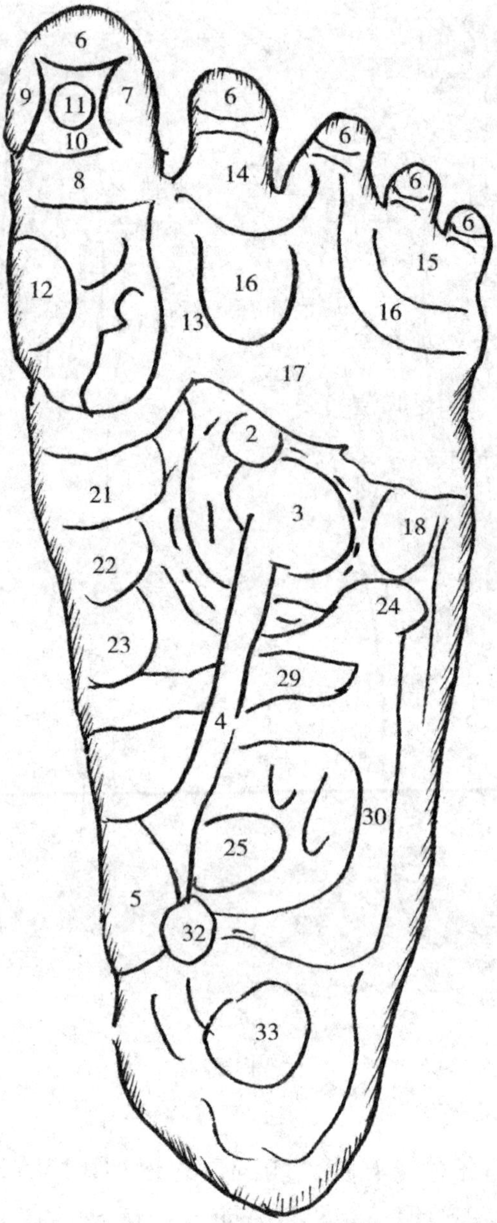

1—腹膀神经丛;2—肾上腺;3—肾;4—输尿管;5—膀胱;6—额窦(左侧);
7—侧脑(右侧);8—颈项(右侧);9—鼻(右侧);10—脑部(右半部);11—脑垂体;
12—甲状旁腺;13—甲状腺;14—眼(右侧);15—耳(右侧);16—斜方肌;
17—肺及支气管;18—心;21—胃;22—胰;23—十二指肠;24—脾;25—小肠;
29—横结肠;30—降结肠;31—乙状结肠及直肠;32—肛门;33—生殖腺

图 15－2　足底反射区示意图

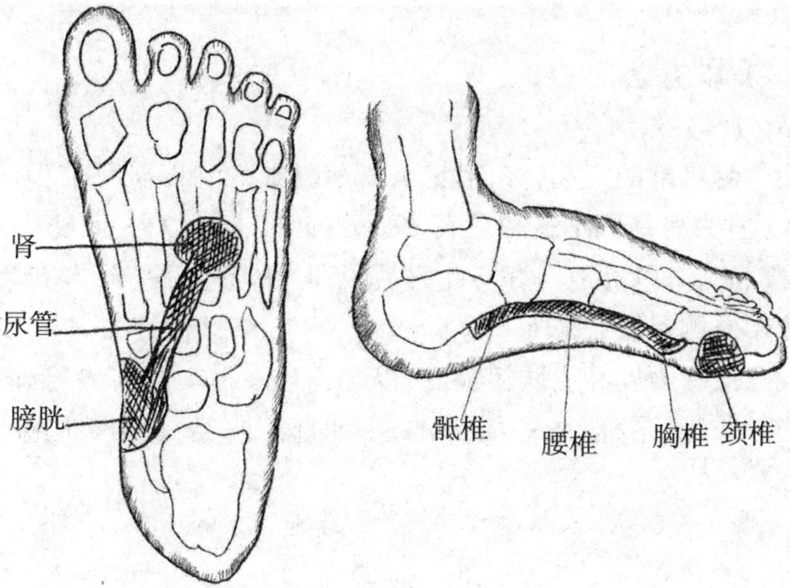

图 15－3　足内侧反射区

2. 西医理论

凡是在寒冷地带生活的人们都知道一句话,“穿一双好棉鞋,胜于穿一件皮袄”。这是只要脚不冷,全身就温暖的经验。有人称脚为“第二心脏”,这是因为它同人体的心脏一样,对血液循环起着至关重要的动力作用。足部的血供丰富,按摩可使足部血管扩张,血流加快、增大,从而改善末梢循环,使静脉和淋巴回流通畅,可防止代谢产物在足部沉积。

再来看看神经的作用。坐骨神经是全身最长、最粗大的神经,密集的神经纤维有腰 3、腰 4、腰 5、骶 1、骶 2 到达足部。也就是说,足部的交感神经支配恰恰来源于骶 2 ~4 低位中枢。与由头部发出的第 10 对迷走神经相呼应。那么,按摩足部自然会对神经系统有刺激作用,通过反射作用调理人体的各项对应的机能。这就是头痛医足的道理。

3. 操作方法

用一侧足部的突起(如内踝、外踝、足跟、第一跖趾关节内侧突起、大脚趾趾腹)为另一侧小腿和足底按摩。仰卧,全身放松,两腿分开 60 ~ 80 度,屈髋、屈膝,以舒适为好。此时足跟和大脚趾趾腹(附带其余各趾腹)交互按摩对侧足底(图 15 - 4)。

注意按摩力度和皮肤粗糙度,以免擦破皮肤。患有大隐静脉曲张或小隐静脉曲张(俗称"蚯蚓腿")的,小腿部三阴经、三阳经的按摩应视为禁忌证。

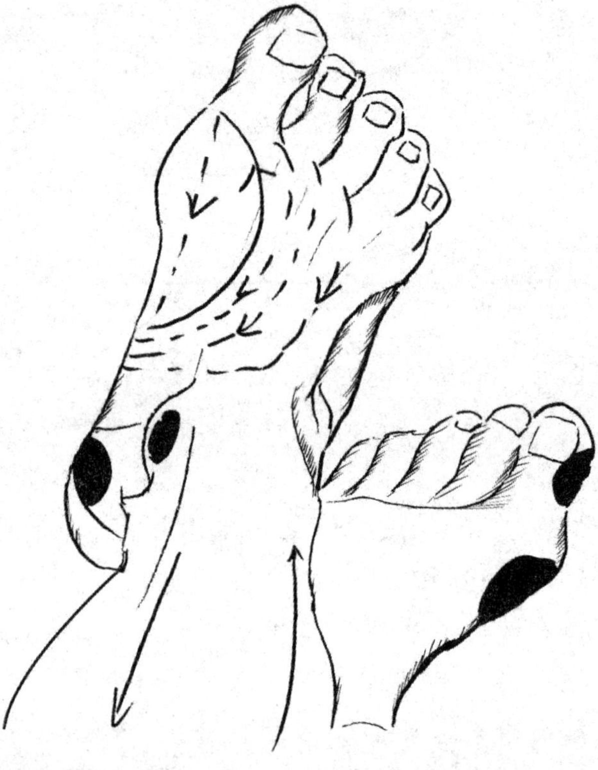

● 足部突起位置;-----------→ 足底分区循行路线;
————→ 足背、小腿循行路线

图 15 - 4　用一侧足部的突起为另一侧小腿和足底按摩

第十六式　心宜常平

心为君主之官，心不稳五脏六腑皆摇。

——《养性延命录》引《小有经》

养生首先是养心。谁都需要喜、怒、忧、思、悲、恐、惊这七情，有了它们，人才会活得有滋有味。可是如果太过或不及就易致病。《养性延命录》引《小有经》说道："少思、少念、少欲、少事、少语、少笑、少愁、少乐、少喜、少怒、少好、少恶，此十二少，乃养生之都契也。多思则神怠，多念则志散，多欲则损智，多事则形疲，多语则气争，多笑则伤藏，多愁则心慑，多乐则意溢，多喜则忘错昏乱，多怒则百脉不定，多好则专迷不治，多恶则焦煎无欢。此十二多不除，丧生之本也。无多者，几乎真人大计。"指出了12种情志过度变化而损害健康的行为。现代研究也证实了，几乎所有的疾病都与社会心理因素相关。又说："心为君主之官，心不稳五脏六腑皆摇。"

那么，如何才能调心、养心呢？例如，我国古代气功中调心的重要功夫"意守丹田"，用意念将气血导引经过"上丹田"（即印堂穴）、"中丹田"（即膻中穴）、"下丹田"（即关元穴）、"后丹田"（即命门穴）、"玉枕关"（即脑户穴）、"泥丸宫"（头中心，即脑垂体），再回到"上丹田"。我国古代气功是在实践中建立起来的，是我国古代医疗体系的重要组成部分，也是一种独特的健身术,存在发展了千百年。

1. 中医理论

心属五脏之一,位于肺之下,横膈膜之上,祖国医学形容其状如莲花。《黄帝内经》说其为"君主之官也,神明出焉。心者生之本,神之变也。其华在面,其充在血脉,为阳中之太阳,通于夏气";《诸病源候论》说其"与小肠合"。简单来说,心一主血脉,二主神智,开窍于舌,其华在面,与小肠相表里[就是心与小肠之间相互关系和影响,这种相合是脏和腑互为表里(脏为阴属里,腑为阳属表)的关系,主要是通过心和小肠经络之间的联系和某些生理功能的相互配合而体现的],见表16-1。心经是维持心脏功能的经脉,若其有损,其功能便会降低或亢进,出现各种不适的症状。

表16-1　心的生理功能

生理功能	病理变化	常见病症
主血脉	气血运行障碍	心悸怔忡、胸闷气短、胸痛、脉结代
	血热妄行	吐血、尿血、瘀斑
	血虚不养心	心悸、眩晕
主神智	血虚无以养神	失眠多梦、健忘
	热扰心神	轻则心烦,重则狂躁、谵语、昏迷
开窍于舌	火盛	舌红起芒刺、舌上生疮
	血瘀	舌暗紫或有瘀斑
	邪阻舌失控制	舌卷、舌强、弄舌、失语
其华在面	气、血、阳虚弱	面色淡白
	血瘀	面色紫暗
心合小肠	心移热于小肠	小便短赤、尿急、尿痛

手少阴心经主要分布于上肢内侧后缘,属于心。从心中开始,出来属于心脏的系带(心系),下过膈肌,络于小肠。与心、小肠、肺、食道、咽、目、上肢内侧后缘相联系。本经腧穴有极泉、青灵、少海、灵道、通里、阴

郄、神门、少府、少冲。主治心、胸、神志及经脉循行部位的其他病症。见图 16－1。

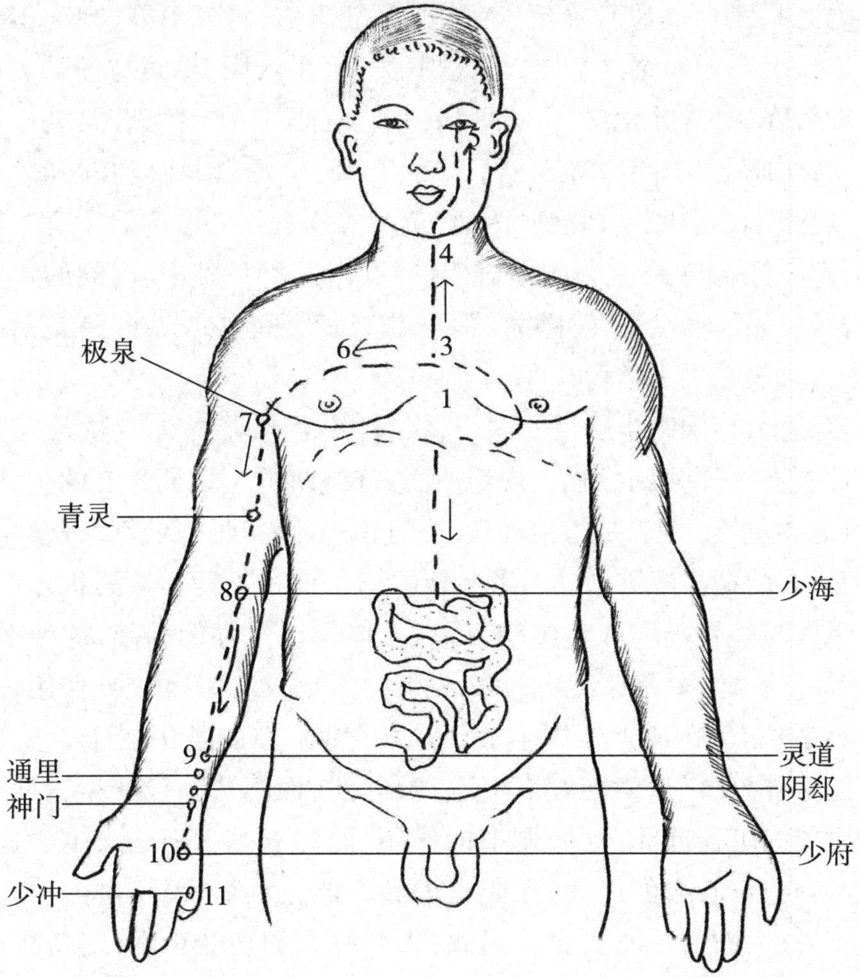

1—起于心中，出属心系；2—下膈，络小肠；3—其支者，从心系；4—上挟咽；5—系目系；6—其直者，复从心系却上肺，下出腋下；7—下循臑内后廉，行太阴、心主之后；8—下肘内，循臂内后廉；9—抵掌后锐骨之端；10—入掌后内廉；11—循小指之内，出其端

图 16－1　手少阴心经循行和腧穴图

除此之外，点揉双中府、神藏、灵虚、神封、膻中及巨阙，亦有神效。膻中，《黄帝内经》称其为“笑穴”，我称其为“开心穴”，穴居两乳中点，为宗气之海，又为“气会”，善治气病（如肝气不舒，胃气不降，脾气不升，肺气上逆）；又是心包络之募穴，足太阴、少阴，手太阳、少阳与任脉交会穴；具有调气降逆，清肺化痰，止咳平喘，宽胸利膈之功。巨阙，又名心募，心之募穴，居脐上 6 寸。主治心胸疼痛、心烦、惊悸、癫狂、胸满气短、咳逆上气、腹胀、呕吐、呃逆、吐酸、泻泄、黄疸等疾病。若心为君主之官，皇帝是也，那么巨阙就是巨大的皇宫门前的牌楼，可见膻中、巨阙的重要性。二者再与经外奇穴——巨阙俞（胸 4、胸 5 棘突间取穴），上下、前后呼应，相得益彰，强心之力倍增。

实际上，祖国医学所说的调心、养心，除了点揉、按摩穴位及“意守丹田”等气功外，还强调静心，“内绝所思，外绝所欲”，以调养心的生理功能和“神志功能”。神志是指精神状态，意识思维活动。从现代医学生理观点来看，人的精神思维活动是大脑所主宰。而祖国医学认为机体内在环境的平衡与外界环境的整体统一，是人体得以生存的基础，这种平衡协调，整体统一，主要是靠经络的联系和传导，以及“心”的主导作用来实现的。心主神志，心神为人体生命活动的统帅，在脏腑中居于首要地位。它既能对外界事物“藏精气而不泄”“传化物而不藏”，以产生精神活动，又能对体内脏器起到统帅、调节的作用，而为五脏六腑之大主。脑的功能也必须依赖心血的濡养，才能发挥其功能，也就是说精血为神志活动的物质基础，而血为心所主。因此，心主神志的功能正常，则精神健旺，神志清楚；反之，则精神、神志异常，出现惊悸、健忘、失眠、癫狂等病症，也可引起其他脏腑的功能紊乱。由此可见，中医学所说的“心”，除了循环系统的功能外，还包括中枢神经的部分功能，所谓心主神志，即相当于大脑的功能。

所以，心的调养，还讲究个“平”字。平，即是淡定。《管子》中说：“平易恬淡，则忧患不能入，邪气不能袭。”《遵生八笺》说：“六腑如烛，心不动摇，常修此道，形神自足。”又说：“专修静定身如玉，内绝所思，外绝所欲”“恒依此道，元气自足”。

2. 西医理论

中医所说的"心"包括西医所说的心脏和脑的部分功能。所以,我从心脏的生理功能和脑的精神思维活动两方面来阐述。

人的心脏大小大约如本人的拳头,外形像桃子,位于横膈之上,两肺之间而偏左。它的功能是作为"血泵"维持全身的血液循环,以供应氧和各种营养物质,并带走代谢的终产物(如二氧化碳、尿素和尿酸等),使细胞维持正常的代谢和功能。此外,体温调节也都要依赖血液在血管内不断循环流动。房间隔、室间隔和左右房室口将心脏分隔成四个心腔,分别是右心房、右心室、左心房和左心室,它们分别与上下腔静脉、肺动脉、左右肺静脉及主动脉相连。在心脏的表面还有心脏自己的血液循环系统,即冠状动脉和冠状静脉。见图 16－2。

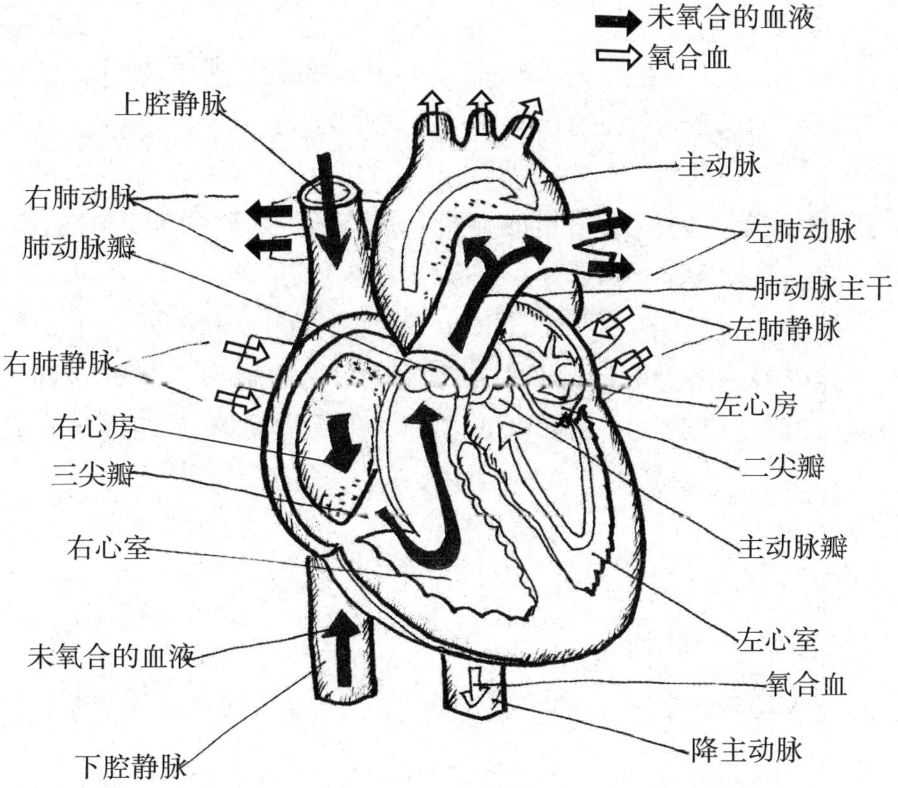

图 16－2　心脏的结构

所以,“摩胸前”“勾腋窝”(见操作方法)等动作可以改善心肌的供氧状况,改善心肌代谢,提高心肌的工作能力和心脏的代谢功能,促进全身血液循环,对预防和延缓动脉粥样硬化等疾病很有帮助。

从精神思维活动来看,“没有疾病,只有病人”。就是说,没有孤立的疾病,医生面对的是有思想的病人。有经验的医生常常根据病人的言谈、举止、情绪,找到疾病的早期信号。而人们的思想情绪也决定人们的健康。外界的变化和刺激是永恒的,精神的平衡或称“内稳态”,是思想健康的表现。而软弱者,常常逃避现实,“掩耳盗铃”,不是把工作、生活、学习遭遇的困难认为是每个人都必须或可能遇到的磨炼,而是“怨天尤人”;不切实际的想入非非,天天做“白日梦”。专家研究,自我评价降低,常有无用感、无希望感、无助感和无价值感等,都可能是忧郁症前兆。

3. 操作方法

(1)坐姿、卧姿均可,闭目冥心,意守丹田(脐下3寸处,也可守上丹田,即印堂),深呼吸。

(2)摩胸前。以四根手指的指尖从膻中穴(两乳中间)起,做横“8”字绕乳按摩。如无不适,可用手掌加力按摩36次。

(3)勾腋窝(古称“卡极泉”),开“返魂锁”。一侧举臂抱于脑后,暴露腋窝。用另一侧手的四指勾住对侧腋窝,指尖触到动脉应手处,做分筋(前后弹拨)、理筋(上下梳理)的动作。如手有微麻、放电感即奏效。

参考文献

[1]陈飞龙. 抱朴子内篇今注今译[M]. 台北:台湾商务印书馆,2001.

[2]陈淑珍,夏振龙. 腹部急症学[M]. 北京:人民卫生出版社,1990.

[3]陈秀芬. 养生与修身:晚明文人的身体书写与摄生技术[M]. 台北:稻香出版社,2009.

[4]傅维康. 中国医学史[M]. 上海:上海中医学院出版社,1990.

[5]高濂. 遵生八笺[M]. 兰州:甘肃文化出版社,2004.

[6]郭光文,王序. 人体解剖彩色图谱[M]. 北京:人民卫生出版社,1986.

[7]郭长青,朱江. 针灸特定穴临床实用集萃[M]. 北京:人民卫生出版社,2002.

[8]国家质量监督检验检疫总局,国家标准化管理委员会. GB/T 13734—2008 耳穴名称与对应[M]. 北京:中国标准出版社,2008.

[9]郝基林. 聪耳按摩法[J]. 按摩与康复医学,1994(4):44-46.

[10]贺普仁. 针灸歌赋临床应用[M]. 北京:科学技术文献出版社,1992.

[11]李志刚,张陶陶. 中国养生箴言集[M]. 北京:中国国际广播出版社,1991.

[12]林品石,郑曼青. 中华医药学史[M]. 桂林:广西师范大学出版社,2007.

[13]吕玉娥,吕运权,吕运东. 吕景山对穴[M]. 北京:人民军医出版社,2003.

[14]马齐. 陆地仙经[M]. 北京:中医古籍出版社,1988.

[15]钱超尘,温长路. 孙思邈研究集成[M]. 北京:中医古籍出版社,2006.

[16]邱树华. 正常人体解剖学[M]. 上海:上海科学技术出版社,1985.

[17]邵铭熙. 实用推拿学[M]. 北京:人民军医出版社,1998.

[18]石学敏. 中医针灸临床手册[M]. 上海:上海科学技术出版社,2004.

[19]王冰.重广补注黄帝内经素问[M].薛福晨,校阅.刻本.[出版地不详]:[出版者不详],1870(清同治九年).
[20]王琦,李炳文,邱德文.素问今释[M].贵阳:贵州人民出版社,1981.
[21]徐文弼.寿世传真[M].吴林鹏,校对.北京:中医古籍出版社,1986.
[22]杨兆民,鞠传军.实用针灸选穴手册[M].北京:金盾出版社,1993.
[23]佚名.针灸经外奇穴图谱[M].台北:台北企业书局,1981.
[24]张介宾.类经:黄帝内经分类解析[M].孙国中,方向红,点校.北京:学苑出版社,2005.
[25]张奇文.中国灸法大全[M].天津:天津科学技术出版社,1993.
[26]赵璞珊.中国古代医学[M].北京:中华书局,1983.
[27]周德安.针灸八要[M].北京:北京科学技术出版社,2003.
[28]朱大年,王庭槐.生理学[M].北京:人民卫生出版社,2013.
[29]朱文锋.中医诊断学[M].北京:中国中医药出版社,2007.
[30]Baroody F M. Nasal and paranasal sinus anatomy and physiology[J]. The Journal of Allergy and Clinical Immunology,2007,19(20):1-21.
[31]Keith L,Moore. Anatomy[M]. Auburn:Lippincott Willias &Wilkins,1980.
[32]Mark F,Bear,Ph D,et al. Neuroscience:exploring the brain[M]. Second Edition. Auburn:Lippincott Williams & Wilkins,2001.
[33]Travell,Simons. Myofascial pain and dysfunction[M]. Auburn:Lippincott Williams & Wilkins,1999.